MAKING PEACE *with* ANXIETY

焦慮也沒關係

與焦慮和平共存的
生活法則

方舟文化

Contents

第二章

成長焦慮

第三章

選擇焦慮

第四章 社交焦慮

Contents

第六章

愛情焦慮

推薦序
擁抱焦慮，才能掌控自己

律師娘／林靜如

拿這個例子來說明很奇怪，不過簡單又淺白，大家就姑且聽聽吧！

有一次我在百貨賣場買了杯現壓的精釀生啤酒，金黃色的瓊漿玉液裝在透明的外帶杯裡，八分滿不附蓋子，就讓顧客可以邊走邊喝。我心情大好地一手推著十一個月大女兒的娃娃車，一手拿著外帶的精釀白啤酒暢飲，旁邊跟著我九歲大的兒子，準備去找老公會面。這時走在一旁的兒子，一直反覆地跟我說：「媽媽，妳的啤酒杯沒有蓋子。」

一開始我沒有意會到他的焦慮，只是隨口「嗯……嗯……」地敷衍應和著。後來他實在重複這句話無數次到我無法忽略的時候，我才轉頭問他：「你是擔心媽媽的啤酒打翻嗎？」兒子立刻點頭如搗蒜，緊張的情緒寫滿在臉上。

我笑了出來，這是多小的事啊！卻讓他幾百公尺的路程一直惶惶不安。於是，我開始認真處理他的焦慮：「首先，媽媽覺得啤酒很好喝，所以我會很小心，慢慢走，不會打翻它。再來，假設媽媽真的打翻它了，會怎麼樣嗎？不會啊！不會有警察把媽媽抓去坐牢的，太陽一晒，啤酒馬上就蒸發到天空去了。」

就這樣一段話，兒子立刻安心地走他的路，不再擔心我的啤酒會打翻了。為什麼要舉這個例子呢？在本書中，作者提到一點：**焦慮會遺傳給下一代，這種遺傳並非生物遺傳，而是焦慮症形成的認知和行為模式，會反映在家長的教養方式上，進而影響孩子的行為習慣**。

對於這個論點我相當有感，身為一個母親，我常常在路上看到焦慮的媽媽，因為控制不了孩子的行為而動怒、發飆。我也非常能夠理解，雖然這些行為對孩子很不好，容易在童年回憶裡留下陰影，但通常都是肇因於媽媽對於孩子脫序行為的過度焦慮及擔憂，最終導致情緒失控。

我不只認同作者所說的，焦慮會教養式地遺傳，我甚至認為，**焦慮會病毒式地感染**。當你身邊都是雲淡風輕式的人，你的步調也會跟著放慢；當你身邊總是焦躁易怒的人，你真的很難淡定。

回到我跟兒子的啤酒杯事件，當引發你焦慮的事件發生的時候，通常來自於你對某件事情的不確定感與不安全感。例如說，兒子的自信心與心理強度不夠，他擔心打翻啤酒，路人的眼光會讓他無地自容。但事實上，不僅路人可能不在乎，甚至啤酒打翻這件事，發生的機率也不高。

可是，生活中，會引發我們焦慮的事件非常多，包括配偶離異、兄弟鬩牆、父母離世、老闆裁員、同事霸凌等，這些都是不可能百分之百預防和控制的。因此，就如同作者所說的，**我們只能與焦慮共存、擁抱焦慮，甚至把焦慮當愛人，才能夠掌控自己的內心，不傷人，也不傷己。**

（本文作者律師娘林靜如，自述：「從全職媽媽意外成為作家，從作家意外成為廣播主持人，從主持人意外成為娘子軍的女頭目，我的人生是一連串意外，推著我走的，是不認輸的主婦氣概。」

擅長以溫暖卻又洞悉人性的文字，將法律結合人心，說出動人的故事，臉書擁有二十八萬追蹤者，並成立「娘子軍行銷有限公司」，率領女性建立自己的品牌，為自己創造屬於自我的生涯與幸福。著有《說好的幸福呢？律師娘的愛情辯護》、《轉身的幸福》、《離婚事務所》、《為幸福，再勇敢一次》、《世界這樣殘酷，我們仍然溫柔以對》五本作品。）

律師娘
講悄悄話

推薦序
與焦慮共舞

暢銷作家／螺螄拜恩

我的人生中一直有位不合格的舞伴隨傍在側，我們舞不出輕快流暢的華爾滋；也踏不出恬靜圓熟的狐步，總是齜牙裂嘴互踩對方痛處；僵硬的肢體彼此牴觸，一路坑坑疤疤期待樂音劃上休止符，可惜舞曲永不結束。

這位令人深惡痛絕的舞伴名叫「焦慮」（它與焦仁和絕對沒有親戚關係），在大考前、面試前、提案前等種種緊要關頭，總無視個人意願，端起虛假的微笑道：「來吧！我們跳支舞！」，便不由分說攬起我的腰（不幸中的大幸是我還有腰），**跌跌撞撞滑進舞池，搞砸所有可能成功的事情。**

後來我發現，幾乎人人身後都伴隨著這位隱形的舞伴，它不僅現身於重大事件，連日常亦翩然降臨。例如當你對未來規畫感到迷茫、為職場升遷萬分緊張，感到愛情前景沒有夢想之際，焦慮便會牽住你的手，腳尖一個旋轉，種種思慮直接從十八層地獄墜入第十九層。你只能拍拍屁股，裝沒事地站起來乾笑：「還好，多了一層，價格不變。」

也許你受夠了這般小丑似的愚弄，想狠狠一腳踢走它。所以翻閱了市面上所有關於焦慮的書籍、每星期做一次心理諮商，或滿頭大汗做著熱瑜伽……最後當你為束在腳上的紅鞋些微鬆動而欣喜時，猛然一看，原來焦慮依舊陰魂不散……。

等等！別急著撕書！因為本書作者提出了一個嶄新到讓人跌破眼鏡的觀點，**假如你無法擺脫焦慮，不妨視其為愛人，深深擁抱它**，與焦慮和諧相處（就像在電影院你儂我儂地互相用嘴餵爆米花）（好，這句是我加的）。現居美國，曾任頂尖教育諮詢公司培訓師的作者思小妞認為，**既然焦慮無法克服，何不找出產生焦慮之根源，把事情做好，甚至將其轉化為一把傍身利器**。

以第三章的〈選擇焦慮〉來講，從古至今，人們始終難以脫離將權力、名聲與金錢作為衡量成功的一把尺，以此區分自己是魯蛇（loser）或溫拿（winner），深深為個人成就焦慮。然作者認為，**人生不一定非要有所成就，甚至直言此為假命題，「定義成功」比「追求成功」更有意義，**我們可以從平凡生活中尋找人生的意義。

再例，許多人不擅拒絕，被「能者多勞」這頭銜一扣，陀螺似地忙到惶惶不可終日，引發諸多身心疾病。而作者指出，如果你真是對方眼中的「能者」，對方就應給予真正的尊重和誠意回報感謝，如金錢、假期或職位。而非空口講些漂亮話敷衍了事。**「能者多勞」後面還少一句「多勞多得」不是嗎？**為何我們要為自己應得的感到慚愧，或貌似謙卑地索求？

考慮到焦慮之形式千變萬化，除了以上例子，作者深入分析現代人常見的六大焦慮：「存在焦慮、成長焦慮、選擇焦慮、社交焦慮、職業焦慮和愛情焦慮」，以哲學、社會學、心理學、社會心理學、管理學等堅實理論及案例為論述基礎，貼近大眾生活，提出觀點與眾不同、條理分明、下筆犀利之解決方法及看事情的角度，洞見透澈。全書質量均佳，而且內容竟然毫不枯燥，雅致幽默的文筆具高度可讀性，稱本書為心靈雞湯簡直是汙辱了雞湯（咦），請稱呼其為「心靈氣泡水」，泉水採自安地斯山脈之永凍層，喝之冷冽開胃兼發人深省哪～（拿香檳酒杯乾杯）。

（本文作者為暢銷作家，但迄今沒見過有人第一次就能正確寫出「螺蜥拜恩」，累積至目前為止看過三十種不同寫法。念了個跟大學無關的研究所，又做了份和研究所不相干的工作，在人生的路上迷途已成為一種僅次於如廁的好習慣。電影是糧食，電玩是愛人，閱讀是靈魂，吐嘈是生命。畢生最驕傲的事是用嘴剝蝦和單手擒蚊。）

螺蜥拜恩的
實話實說

推薦序
讓焦慮成為敲破舒適圈的槌子

臉書粉專／瞎妹休日委員會

我的第一份工作帶給我相當嚴重的焦慮感。

大學生的畢業集體焦慮：找工作，我也同樣經歷過。一開始我以為那樣的焦慮已是我的極限，所以在我接到錄取通知的電話，欣喜若狂。

可是我從未想過，這將是我短短人生之中，最痛苦的一年，這只說明了我的人生經驗過於貧乏。那時的主管像是全知全能的天神，我總是會被一個又一個考題擊倒，怎麼做似乎都達不到要求。依稀記得到職剛滿半年，搭著每天通勤的公車，都想著：「今天就遞辭呈吧！」但是一想到要與老闆共處一室的焦慮，竟嚴重到讓我一拖再拖。

一方面覺得好氣又好笑，**對主管的焦慮慢慢轉化為憤恨，這樣的情緒反倒成為我上班的動力，困獸被逼到了谷底，只想拚個你死我活**。當時手中有個專案，只想著：我要做到完美，我要讓他覺得我無可取代，然後我要在他最需要我的時候，狠狠地離開他。

揣著這個大夢，工作的繁忙與挨罵雖然不曾中斷，我卻莫名地感到一絲異樣的輕鬆。

已經離開這份工作好幾年了，但在讀這本書的時候，那一段時光卻一直讓我回憶。現實中，想當一個無憂無慮的人，簡直是天方夜譚。生命的成長來自不斷地毀滅與重生，「長大」這件事，往往伴隨著傷心，是內在的突破，必須靠內省以達成，外力難以介入。

如果用運動來比喻的話，**適當的焦慮就像有點累的慢跑，不至於讓你氣喘吁吁，但也不是太輕鬆的事情**。所以大部分人無法享受這個過程，雖然你的理性知道，持之以恆的運動對身心靈是好的；但你的感性拒絕讓自己陷入不輕鬆的狀態。

實際上，將焦慮提升至欲望，就能變成不斷向前的動力。（不見得是功成名就，而是你個人冀求的終極目標——每天躺在床上一事無成也可以。）

再繼續聊聊我的主管，當我的王子復仇記展開之時，他卻開始對我推心置腹，很多事放手讓我做了，外出時會閒話家常了，旅遊時也有專屬我的一份小禮物了。

某次出差，我們路過一座花園，恰巧更上層的主管來了通電話，一接起就是頓飆罵，聲音大得我都聽得見，我知道部門的流動率很高，我知道業績不好，我還知道好多問題但都無解。九月的太陽不熱，雲影天光，小小的水池裡錦鯉一直轉著，主管默默地蹲了下來，臉低低的，什麼都沒說，直到電話那端的聲音漸弱，主管的姿勢仍舊維持著，一分鐘後又神情自若，一貫仍是那個我討厭的主管。到了很後來的後來，我才知道主管有多厲害，**與自己的焦慮相處自如，甚至讓焦慮成為武器**。因為當我遇到類似的情形，焦慮便如海嘯般捲來，使人情緒崩潰。

那一瞬間，我才明白，原來焦慮是不分人的，尊貴如天神般的主管，下賤至我這種免洗員工，大家都有自己要處理的焦慮。而書裡所討論的職場焦慮，我都經歷過。第一份工作的重要性？同事之間的爾虞我詐？現在離職是不是就完了？對公司開砲，是否會害得自己被業界封殺？焦慮這件事，作者從存在、成長、選擇、社交、職業、愛情六大項，有系統地探討，沒有單一解方，帶領你認識、學習擁抱焦慮，內外兼修，不迷惘自己的步伐，終而使焦慮成為敲破你舒適圈的槌子，迎向更多可能性的宇宙。

（本文作者為臉書粉專瞎妹休日委員會，寫日記是唯一做自己的方法。偶有深度但垃圾話居多。）

瞎妹休日
委員會

自序
請把焦慮當愛人

把焦慮當愛人？開玩笑吧！

焦慮是人類的天敵，隨便翻開一本與焦慮相關的書或文章，都能看到許多專業人士的分析。焦慮產生的害處，可謂舉不勝舉，例如：焦慮造成的基本款傷害是失眠，那種幾週、幾個月的長期失眠，對生活和工作產生的破壞難以估計。而這還只是焦慮造成的低危傷害，更恐怖的是，焦慮會直接導致死亡率上升。

美國一項研究顯示：高度焦慮的男性和女性，因為患上了一種叫「心房纖維性顫動」的疾病，容易使人抽搐和死亡，所以死亡率比正常人高了二三％。

除了對身體、生命造成的巨大傷害外，患有焦慮症的人在精神上也飽受折磨。他們通常難以表達、無法控制自己的情緒，甚至作為人的基本情緒的喜、怒、哀、懼，也出現表達紊亂、難以自控的情況，這勢必對人際關係帶來巨大的不良影響。更不幸的是，焦慮還會遺傳給下一代，這種遺傳並非生物遺傳，而是焦慮症形成的認知和行為模式，會反映在家長的教養方式上，進而影響孩子的行為習慣。例如，如果你患有焦慮症，你會情緒失控、喜怒無常、訓斥、責罵孩子，甚至常常對生活抱有負面想法，這些都會對他們的一生造成毀滅性的破壞。

總之，焦慮幾乎是百害而無一利的傢伙，而愛人呢，至少他／她的人物設定是用來親密相處、終身為伴的，體驗起來應該是溫暖的。焦慮與愛人是完全相反的兩件事物，我們怎麼可能把焦慮當愛人，與它保持一輩子的親密？

先別急，我知道焦慮這傢伙不是省油的燈，人類也想盡各種方法要消滅它，不過在這之前，我們不妨先換個角度看焦慮。問大家兩個問題：

問題一：你能擺脫焦慮嗎？

也許你讀過很多克服焦慮的書、聽過很多相關課程、甚至做過專業的心理諮詢和治療，可依然焦慮對不對？學業、工作、家庭關係、未來、存款、房子……生活中的每一件事都很難教人不憂心。

另外，說句落井下石的真心話，相信我，如果你才剛出校園不久、尚未結婚、沒有孩子就為諸多事情而焦慮，那你焦慮的旅程才剛剛起步。

焦慮就像地心引力，你看不見、摸不著，但只要你生活在地球上，就永遠不可能擺脫。**既然不能擺脫，那就接受吧，光接受還不夠，這樣顯得勉強，你得真心接受、熱情擁抱。**這樣才能把焦慮帶來的負能量轉變為正能量，讓自己變得更好。

問題二：焦慮一定糟糕嗎？

美國的最新研究發現，**居安思危（焦慮的文藝說法）、適度快樂的人，往往比安於現狀、高度快樂的人學歷更高、更富有，甚至更健康。**

美國伊利諾大學的研究人員設計了六項調查，受訪對象涉及九十六個國家，近十二萬人。在一項自我評價生活滿意度的調查中，將生活滿意度評為八分或九分的人，普遍比自評生活滿意度為滿分十分的人收入更高。

而且從焦慮的起源來看，它是人類在與環境鬥爭、生存及適應的過程中發展出來的情緒，對於幫助我們面對具挑戰性和危險性的活動時，有相當積極的意義。所以，**適度維持焦慮狀態是有好處的。**

我自己的一個切身感受是，焦慮的確能讓我保持一種積極向上的狀態。我的第一份工作是一家著名的外資五〇〇強企業，試用期結束時，每位新入職的員工都需要參加一次轉正職考試，滿分一百分，至少得有九十分才能留任；每個人有一次重考的機會，如果第二次還不合格就要捲鋪蓋走人。

最恐怖的是，考試科目裡有我最頭疼的數學測試。備考期間，我夜夜失眠、掉頭髮、情緒一直高度緊張。當初面試時我可是過五關斬六將，從上百人裡殺出重圍的，試用期又異常辛苦，我可不想在這最後關頭前功盡棄。

這種狀態持續了近一個月，在我考完並通過後才逐漸結束，我還記得終於脫離苦海時，當天晚上我做了個夢，夢裡有一隻巨大的黑頭蒼蠅盯著我，一動不動，像是要吃了我，我也死死盯著它，然後它突然飛走了。**當時的我非常焦慮，但事後我回憶了一下，自己確實挺喜歡那種狀態的。**那時的我處於一種緊張、競爭、但又不至於讓我「奔潰」的壓力中，日子異常繁忙；我沒時間去想剛分手的戀情、為鄉愁感嘆，只保持專注的狀態以完成一件事，並把它做到最好。

所以，焦慮並非一無是處，當你能用最大限度去 Hold 住焦慮時，它就能成為讓你變得更好的一件利器。

其實焦慮真的挺像愛人的，尤其是那種結婚多年的老夫老妻——你和他天天相處、習慣了彼此，他的全部小缺點和小毛病你都知道。但那些缺點和毛病又不至於讓你氣炸到離婚（雖然拍桌子喊過無數遍），或許是你沒有勇氣；或許是你知道即使分開了，下一個伴侶未必就有現在這個好，而且再好的人都有缺點和毛病，終究還得重新適應，但人生哪有那麼多時間耗費在不斷嘗新上啊。

我們不能因為另一半的一點小問題就拿婚姻當兒戲，同樣，也不能因為焦慮伴隨我們左右就糟蹋自己的人生。

那我們如何克服焦慮呢？呃，對不起，這本書不講這個。

「前面說了半天焦慮，你竟不告訴我方法？搞什麼啊！」……各位請息怒，這本書雖然沒有直接教你如何克服、戰勝焦慮（我一直懷疑焦慮真的能被克服或戰勝嗎？）。但它用了自己的方式幫大家「搞定」焦慮：那就是**找到讓你產生焦慮的根源、然後把問題解決、把事情做好**（聽起來很簡單吧？）。

讓我們焦慮的事有哪些呢？我統計了一下，包括：總覺得時間不夠用、對未來的迷茫、工作上的煩心事、愛情的困擾、獨處時的胡思亂想、讀書（或學習）時常在白做工……在這本書裡，我正是從這些病根兒入手去解決焦慮的。

例如關於愛情，我們總會為彼此能不能有個好結局、能不能天長地久而擔心。我反而覺得別去苛求親密無間的關係，因為「沒有誰有義務懂你，非得按照你的劇本來編排自己的人生不可」。抱著這樣的想法去看待一切關係，你就會清爽很多。

關於迷茫，我們總覺得這種狀態很糟糕，好像一團漿糊困住了自己。而我的看法是，**迷茫其實是一件好事，像是一個警示燈號**，它一直閃著，正好說明了你尚未沉淪，**想辦法保持住不沉淪的警醒姿態，生活就不會虧待你**。

還有這個時代備受稱讚的**堅持和勤奮**，我們都認為這兩者是治療焦慮的良藥，但我認為它們**很有可能是一種變相的懶惰**，你只是在感動自己罷了，勤奮和堅持過後反而會讓自己更焦慮。

以及，在職場方面，我們都篤信工作要拚實力，但如果你真的只拚實力，那就輸定了。

我就不劇透了，還是請移駕看正文吧。

總而言之，糾正另一半的小毛病和缺點不是靠打壓、威脅、隱藏、逃避，而是找到這些缺點產生的根源，然後一點一滴藥到病除。焦慮也是如此，對它我們要胸懷寬大、行動精準！

第一章 存在焦慮

與其苛求親密無間，
不如學會和自己相處

學會和自己好好相處

半夜收到 Z 發來的微信：「都說大上海繁華、有趣，我怎麼覺得待在這裡格外孤獨呢？」

Z 是我在美國認識的小夥伴，碩士畢業後和老公 Yen 回國在上海發展。Z 是北方人，老公 Yen 是臺灣人，兩個人在上海算得上是舉目無親、形單影隻，除了工作，沒有其他團體活動可以參加。週一到週五，兩個人上班各忙各的，晚上聚在一起吃飯、睡覺、追劇、打電動；週末，兩人幾乎是四十八小時待在一起；碰到節日、假日如果不加班，就來個小旅行。收假上班以後，繼續各自忙碌，重複之前的生活。

Z 說：「真懷念之前在美國讀書的日子，一吆喝就有一大堆朋友、同學出來玩，燒烤、逛街、泡酒吧，就連純聊天都可以聊得很熱鬧。現在想要多找一個人吃火鍋都很難辦到，我和 Yen 確實過上了兩人世界。」

我想了想，回給Z一句話：**「也許，長大就是逐漸學會一個人玩的過程吧。」**

的確如此，Z的話讓我想到了自己剛畢業時，在不同城市瞎闖、奮鬥的日子：我在深圳獨自找工作，深夜兩點下班自己一個人回家；外派到上海，我獨自逛熱鬧的城隍廟、拜託陌生人幫我拍照留念，還在偌大的南翔小籠包店的十人桌子上，一個人默默吃完一籠小籠包；到廈門出差半年，我自己一個人逛了三次鼓浪嶼；平時週末一個人在家，甚至無聊到拿英語單字出來背。那時的時光，無論景致多美，都帶著孤獨的味道。

學生時代的生活則完全是天壤之別。即使我不是一個愛熱鬧的人，不喜歡參加同鄉會、社團活動、班級出遊，但永遠也不會淪落到一人獨處。無論是上課、吃飯、泡圖書館、旅遊，都有男朋友或一兩個好友相伴左右。青春年華，容不下一個人落寞的背影。

被外派到上海工作後，我才漸漸接受「人得學會和自己好好獨處」這個事實。這不僅指「單身時照顧好自己」，而是**即便有愛人相伴、好友相擁、周遭不缺人**

氣，你也得學會一個人去獨自承擔一生中大部分的事情。例如解決困難、忍受悲傷、欣賞美好、品嘗快樂，甚至什麼都不做，只是安靜地發呆、無聊。

老混在一起的群居生活，是原始人過的

人類雖然被設定成群居物種，但骨子裡終究是孤獨的。

在這個時代，每個人都很忙，忙著工作、賺錢、升遷、買房、投資。每個人的時間都很寶貴，沒有閒暇分給他人。

網路上不是常常流傳「陪伴是最長情的告白」、「願意花錢在你身上的人，未必是真心愛你；但願意花時間陪你的人，一定是真的愛你」這種話嗎？可見「陪伴」在這個時代有多稀少。只是，一方面，現在的生活節奏和壓力確實讓人自顧不暇，我們很難有精力搭理旁人，即使是親人；另一方面，「忙碌」又是這個時代的標準配備，**人人都需要用忙碌證明自己的價值。所以，學著吞咽寂寞、自己玩耍成為了必備技能。**

離開校園後，如果你還毫無目的、動不動就拉一票朋友出來閒逛、到戶外或咖啡館坐一天，人人都會對你感到心疼和慌張吧。大好時光，何必這麼浪費呢？還不如多考幾張證照、拜訪一下客戶、加班趕進度更實在。誰教這是一個大家都爭先恐後打破自身固有階級、拚命延長自己「上進期」的時代呢？

除了以忙碌為榮，你還會發現，再聊得來的朋友，聚過兩次以上之後，大概就無話可談了，只能各自低頭玩手機，來填補面對面時的沉默。同時內心默默期待，時間為什麼就不能過得再快一些，好讓這尷尬早點結束呢？

坦白說，同鄉會、同學會、某某友會之類的團體活動，我從來不參加，因為我知道**這樣的活動對於填充內心的孤獨毫無助益，不過是在虛假的繁榮之後，迎接一次又一次更強大的孤獨罷了**。

我媽媽有段時間非常熱衷於參加各類團體聚會，包括小學同學、中學同學、血拚買東西時的戰友、第一份工作的同事、退休前的姊妹淘……總之，那段時間她輾轉於不同關係的聚會，忙得不亦樂乎。

突然有一天，她停下來再也不玩了，就連同學打電話約她再聚，她也是想盡各種藉口能推則推。我問老媽怎麼不聚了？她說：「沒意思透了！」

她的心得體驗是，**即便是三十年不見的老同學，聚過兩次後就實在沒必要再見了**。第一次聚會的主要節目是「憶往昔」；第二次聚會的主要節目是「比今朝」。兩次聚會之後，彼此的前世已經感嘆完、今生人情債已清，如果後續還想再約，就只能絞盡腦汁找話題了。

例如哪位同學離了婚，誰得了憂鬱症，誰的孫子都會幫忙做家事了，誰的兒子特別有出息……這類資訊總在聚會時被來回傳送，也許是大家年齡都不小了，記憶力不比從前，才會一直反覆提及舊話題。但我想更重要的原因是，**大部分人的生活的確沒有豐富多彩到可以分享高品質、完全不重複的內容，所以殊途同歸，一切聚會只能是回憶和攀比**。用我媽媽的話來說，就是——還不如把這些時間拿來跑步、鍛鍊身體有意義呢。日子本來就是各過各的，老混在一起的群居生活，那是原始人過的。

況且，走出校園、工作、戀愛、結婚、生子，生活的軌跡逐漸進化成一個個越來越小的圈子。從一開始的一大群人，縮小到與愛人、子女相伴，再到只有老了的愛人相伴，最後剩自己一人度過餘生，你會發現，**我們的一生就是熱鬧過後，最終回歸冷清、獨自與寂寞結伴的過程。**

適應孤獨，就像適應一種殘疾

記得曾經有位女作家說過：「大家都找到另一半了。好不容易有點時間，必須兩人世界睡遍天涯海角；過幾年之後，開始推著嬰兒車出門，已經不再像過去一樣，可以跟朋友們漫無目的隨便在陌生街頭遊走。」

所以，當Z和我感嘆為什麼在如此繁華的大上海，有愛人陪伴依舊感到孤獨時，我只能勸她或享受或忍受，而不是像很多自助（self-help）書籍裡寫的那樣：去擴展自己的圈子、尋找志趣相投的夥伴玩耍，因為**無論多牢靠的人脈、圈子，都終將漸漸消失，獨留我們在各種關係裡**。如果選擇接受這個現實，是否有什麼辦法可以讓孤獨變得不那麼難熬，慢慢從忍受過渡到享受？

網路上有句話說得很對：「如果你已經感覺到了孤獨，就沒有辦法『享受』

了。」獨處，是可以享受的。所以，首先我們要接受「一個人也可以很好地獨處」這個理念，即使你的周圍有愛人和子女陪伴，也並不意味著你不需要獨處。

作家劉瑜曾在文章〈一個人要像一支隊伍〉裡說過：「年少的時候，我覺得孤單是很酷的一件事。長大以後，我覺得孤單是很淒涼的一件事。現在，我覺得孤單不是一件大不了的事。**有時候，人所需要的是真正的絕望。**

真正的絕望，跟痛苦、跟悲傷、跟慘痛都沒有什麼關係，**真正的絕望讓人心平氣和**。你意識到你不能依靠別人、任何人，來得到快樂、充實、救贖。那麼，你面對自己，把這種意識貫徹到一言一行當中。它還不是氣餒，不是得過且過，不是『平平淡淡從從容容才是真』這樣的歌詞，它只是『命運的歸命運，自己的歸自己』這樣一種實事求是的態度。」

總之，這些年來我學會的，就是適應它。適應孤獨，就像適應一種殘疾。聽來有些無奈、殘忍，但的確只有充實自己，才能更有效地擺平孤獨。所以，**找到一些能自己做的事情、認真去完成，然後好好享受結果，孤獨自然就不被稱為「孤獨」**。

例如，認真地為自己塗上新買的指甲油、靜靜地聽一首歌、不將就地為自己做頓晚餐、安靜地翻幾頁書、好好計畫一下自己期待已久的旅行，不慌張地發呆，心安理得地賴床……。

無論做什麼，關鍵是專注。**只有「專注」這件事可以真正避免讓自己感到孤獨**。用心去做手頭的每一件事，趨近完美，這個過程本身就是在享受獨處。

專注其實是件很性感的事，它是一種「天地也許無我，我卻不在乎」的能力。

下一次，當你感到孤獨、希望有人相伴時，不妨問問自己：為什麼我做每件事都要等別人來陪？等別人陪我逛街、陪我看電影、陪我吃飯、陪我旅行？我是否一直在等別人發現我、占用我？我自己做這些事有什麼問題嗎？**如果能夠做得很好，成就感是否會取代孤獨感？**

然後，埋頭去做就好。

維持高水準的獨身生活

一個人的生活能有多無聊，就能有多精彩。經常聽朋友、讀者、單身的同事找我抱怨，一個人的日子超級苦悶，想改變一下。難得做頓飯炒三道菜，卻得吃上三天，只做一道菜吧，食材又難買；出門逛街，逛著逛著就迷失了，不知道自己要幹嘛——看上一件衣服試穿後也沒人可問；上館子倒是省事，可是一個人在稍有品質的地方用餐，你就很難不介意周圍成雙成對、闔家歡樂的氛圍，襯托出你越加孤單的氣場；那麼，去健身吧，鍛鍊身體一個人總沒問題吧？ＯＫ，可是當你鍛鍊後回到家，想炫耀一下腹肌和馬甲線時，也只能對著鏡子孤芳自賞了。

這麼看來，好像一個人生活就是犯罪，無論多精彩，都透著荒涼；更何況，大部分時候它並不精彩。

人是群居的動物，這種造物主植入基因的天生設定，我們無力抵抗。但，**如果**

一生中能有一段時間與自己好好相處、踏實度過，其實也是一種幸運。仔細算算，我們一生中的大部分時間，都是在與他人相處中度過的，小時候和父母；上學後和同學；工作後和同事、戀人；結婚後和伴侶、孩子。如果你運氣夠好，可以和老伴共度金婚、鑽石婚，那麼，我們獨自安靜度日的生活其實真的沒有幾年。換句話說，人的一生不算短，我們卻鮮少有機會好好獨處。

所以，每個人都應該珍惜一個人的日子，它是生命最大的福祉。

一個人的生活可以鬆散，但不能鬆垮

對我而言，**一個人生活其實是一種訓練，水準太低就會毀掉自己。**

除非你是個工作狂，否則獨身的你就得面對「如何打發大把閒散時間」這個難題。睡覺、追劇、打電動，這些當然都可以成為選擇，關鍵是：你是發自內心地喜歡這樣的生活嗎？

我單身時曾一度淪為一個「毫無意義的生物」，即除了吃喝拉撒睡（包括在床上抱著 iPad 邊看邊睡），閒暇時間再無其他事可做。

這樣的日子過得很舒服，可每當黃昏來臨時，看著窗外的餘暉一點點消失，我就會陷入巨大的恐慌，不知道這樣生活的意義是什麼。生命是一段很自欺欺人的旅程，如果你賦予它意義，它就變得有意義；如果你認為它荒蕪，它就會一文不值。那段看上去舒服愜意的日子，因為無法賦予我切實的意義，曾讓我沮喪到極點。

倒不是說一個人生活就一定要像比賽一樣鬥志高昂、一刻不得鬆散。**我們當然可以鬆鬆垮垮地過日子，但一直鬆垮下去，沒有一些篤定的、切實的事物可供操作，人也難免頹廢掉。**就像電影裡那些大隱隱於山水的世外高人，別看他們悠哉遊哉、孑然一身幾十年，人家不是忙著練武就是忙著修身養性，自律得一絲不苟。所以，一個人的生活可以鬆散，但不能鬆垮。長期陷入後者，會讓你毀掉自己。

一個人也能過得活色生香

能否把獨身生活過得有趣，可以證明一個人的各種能力。

我的朋友S和談了三年戀愛、即將結婚的男友分手後，雖然傷心欲絕，但並沒有讓自己沉淪，而是努力把單身生活過得比兩個人還精彩。

她一個人煮飯，會用精緻的櫻花色餐具裝湯、盛飯，讓吃飯這件平淡無奇的事變得賞心悅目；一個人做家事時，她會一邊掃地，一邊把所有的鞋子拿出來試穿一遍，想找出哪一雙和掃把最搭；一個人過週末時，她會去靠近海邊的法國餐廳臨窗而坐，獨自品味燭光晚餐；一個人健身時，她會在更衣室裡秀出自己的小蠻腰，發到社群軟體向大家討讚。

總之，在S的世界裡你能感受到，**一個人的生活其實可以過得非常活色生香**。能把一個人的生活過得很好的人，至少證明他是一個勤奮的人。有創意、有趣味的生活需要花心思、動腦筋，並且身體力行，讓身體跟得上想法。如果光是「想」做什麼，就只能停留在想像階段，那些詩意一般的生活永遠只是別人家、書本裡的。

另外，能把一個人的生活過得很好的人，也可以證明他是一個有大愛的人。**對生活、未來和自己無大愛的人，會過於放縱自己，讓生活陷入混亂、繁雜。**每一個因為熬夜而起不了床的清晨；每一份因懶得下廚而湊合的外賣；每一張面對鏡子映照出的疲倦的臉，都是自己對自己的辜負。

更何況，人人都喜歡有趣的事物，只要能把一個人的日子過得很好，那你一定是個有趣的人。就像S，那些精緻的餐具、有情調的餐廳，一個無趣的人是根本看不到、也不會花心思去琢磨的。

做一件適合一個人做的事

所以，當你單身的時候，不要把這段時光當成苦悶、無聊，甚至帶著點失敗味道的經歷。相反的，它應該是一個讓自己變得更有趣、更能鍛鍊自我，以及了解自己的機會。有些事情雖然兩個人、一群人也能做，但如果有機會一個人完成，將會別具一格，讓你終生難忘。

◎獨自去高檔餐廳吃頓飯

雖然網路上說最孤獨的事之一，莫過於一個人吃火鍋，但**一個人吃飯**，尤其是去高級或知名餐廳用餐，**會讓你更能領略食物的美好**。

我們總喜歡和三五好友、家人或者另一半上餐廳，排隊等候、用餐時的閒談、和喜歡的人分享美食，都能成為美好的回憶。俗話說：一個人吃飯不香，人多時吃什麼都特別香。所以，我們更喜歡以群聚的形式享受美食。

這沒什麼不好，但也的確會影響你品嘗食物時的感受。這是因為，多人聚餐的意義其實不在於食物，而在於感情的維繫。光就這層定義，就已經對美食本身打了折扣。與其如此，一個人去高級餐廳吃飯，可以讓你免於當下的交談、推讓，把精力只放在食物上。能夠一心一意去做一件事，哪怕只是吃飯，也是美好的。

◎打起精神，澈底替家裡做一次大掃除

一個人做家事會加倍辛苦，但完成後的滿足感也會加倍。塞滿衣服的衣櫃、雜亂的工作桌、積灰塵的餐桌、不夠潔白的馬桶、有頭髮的地板……都值得我們用心

清掃。雖然現代大都市的人已經逐漸適應（並習慣）找外包服務清潔家裡，不僅省下時間去做更多有意義的事，而且專業人員似乎也比自己打掃得更乾淨。

除非你真的無暇整理家裡，需要找他人代勞，否則我強烈建議你自己打掃房間。這與花費或清潔效果都無關，重要的是，已有研究證明，**自己做家事能提升快樂指數**。不僅如此，我們經常抱怨沒時間鍛鍊身體，但半小時的大掃除或者擦窗戶，就可以燃燒一百六十卡熱量，可謂一舉兩得。

生活本就是由一點一滴的細節構成的，當你在打掃完後洗個熱水澡，換上乾淨舒適的居家服，坐在窗明几淨的房間裡，來杯咖啡、聽聽音樂、看看書，或者什麼都不做，光是在一個更乾淨的環境裡發呆，想必也是高品質的享受吧。

◎無論你下不下廚，一定要把冰箱塞滿

我們可能都在電影中看過這樣的場景：一個運氣很差或者一天都過得很不好的人，拖著疲憊的身軀回到家，打開冰箱後，發現裡面幾乎空空如也，僅剩的食物還過期了。這個時候主人公多半會一聲嘆息，關上冰箱門，絕望加重一層。

美好的生活需要一個乾淨、充實的冰箱，有時候它可以發揮望梅止渴的效果。

對於吃貨來說，打開冰箱看到排列整齊得當、盈盈滿滿的食物，好心情就會瞬間飆升。即便你不下廚，也對食物沒有太多講究，在勞累一天後打開冰箱，看到裡面有你愛喝的飲料、愛吃的水果、新鮮的蔬菜，你也許會情不自禁想給自己做頓好吃的，而自己動手烹調的食物又能使我們成就滿滿，不由自主地愛上當下的生活。

所以，**一週一定要去超市大採購一次**，購買自己喜愛的食品，它們能讓你在勞累得快要對生活絕望時，在打開冰箱的一剎那再次能量滿滿。

◎來一趟毫無計畫、說走就走的旅行

獨自旅行不是為了迎合「來一趟說走就走的旅行」這種文藝的舉動，而是一次內省自我的機會。你甚至不必去那些旅遊熱點看名勝古蹟、或是跟風歐洲遊，光是離開熟悉的環境，去一個陌生的、一直想去卻沒去，或者去過好多次還是很想再回去看看的地方，就足以讓你放鬆、重新審視自己。

杭州一直是我非常喜歡的一座城市，我在上海居住，去杭州非常便捷，所以我幾乎每年都會去一次，看春夏秋冬不同的景色。第一次去杭州，就是我睡午覺起來，突發奇想，於是我買了時間最近的一班高鐵，沒有任何旅行攻略和計畫，甚至都不知道晚上要住哪裡，就這麼一個人帶著錢包去了杭州。

這座城市果然沒讓我失望。無論是一個人騎車周遊西湖，還是在中國美術學院欣賞未來藝術家們的作品；在杭州餐廳吃美味且不貴的特色菜；入住頗有特色的江南民宅，都讓我的精神得到了巨大的滿足。

看著西湖邊上晨練的人、學生們作畫時認真的臉、經營民宅的有故事的老闆娘，都能讓我**暫擱當下的煩惱，重新思考自己追求的生活和人生，為自己現在努力過好的生活找到意義**。

獨自旅行是一次有益的精神之旅，讓你興奮，更讓你清醒。

無論是一個人的生活還是兩個人的日子，過得好是追求，也是一種信仰。它讓你相信，自己值得被善待。

何必一定要脫單？

這個世界一定是瘋了，才會把單身者們當成弱勢團體來看待。

自己吃飯，可憐！自己旅遊，可憐！自己看電影，可憐！那我啥都不做，老老實實待在家總行了吧？也不行！一樣有人會問你：你是有多孤獨，才會可憐兮兮一個人待在家裡？

其實，按一個人活到八十歲來計算，我們大部分的人生時光都是非單身的。**你的人生有二分之一甚至三分之二的時間，都要和另一人一起度過，這麼看來，好好珍惜當下單身的日子才是王道。**這是一個人人都懼怕孤單、拚命脫單的時代，可是兩個人的世界或三口之家，就一定像童話故事那般美好嗎？很少。相反的，一地雞毛的卻更多。

身為一名資深的已婚人士，雖然我熱愛現在有人陪伴的日子，每每憶往昔時，我也會深深懷念那段寶貴的單身時光。能夠和情投意合的人在一起當然動人，但千萬不要為了結婚而結婚。你要知道，當你脫單後，面臨的將是下面這些狀況：

◎你無自由、你失自由……

雖然說世界上沒有絕對的自由，但請相信我，**脫單後是絕對的不自由**。這種不自由未必會讓你覺得辛苦，但即便你心甘情願地把時間和精力花在另一人身上，你對自己的關注也會相對少一些。

例如，單身的時候，想吃泡麵就吃了，想吃頓好一點的，那就再加包榨菜、來根火腿腸就打發了，反正肚子是自己的，好壞都自己受著。但脫單後就不同了，你再怎麼想吃泡麵，只要另一半說不想吃，你就得想法子換別的，無論是下廚，還是叫外賣，兩個人過日子總得一起吃飯，吃得滿意才能有熱氣騰騰的感覺。所以，你的泡麵人生就這樣被攔腰斬斷了。

再例如，單身的時候過雙十一（每年十一月十一日的購物狂歡節），包包、口紅、衣服、零食，你只要想著給自己買買買就好了，但有了另一半，你就不可能只顧自己。這個錢包打折，給他買一個吧；這條領帶不錯，配他那件襯衫顏色正好，買了吧。總之，你的購物車再也不是你專屬的了。

我有一個同事，男性，單身時活成了邋遢大王，但日子倒也散漫自由。有一天，他宣布自己找到了終身摯愛，兩人火速陷入戀情、同居。從此，這位同事就像完全變了個人，得體的休閒服、俐落的鬍渣、恰到好處的古龍水，完全活出了另一種精神面貌，整個人都帥了好多。

可是這些帥是要付出代價的。女友提升了你的顏值、讓你的生活過得有滋有味，你也總得投桃報李吧。恰好他的女友是位運動達人，自行車、馬拉松、瑜伽，當下熱門的運動她一樣都沒落下，還天天拉著我同事一起鍛鍊。都說情侶共同完成一件事有助於穩定感情，而且**想穿上得體的服裝，總得先設法讓身型得體才行**。

可憐我那位同事，從過去的足不出戶，變成了現在的天天早睡早起、迎著朝陽奔跑。他每天上班都來找我們訴苦，說自己多麼懷念當初在家裡打一整天電動、追一整夜連續劇的單身時光。

◎任性？那是單身者的特權

只有單身的人才配談任性，**脫單的人只能談責任**。

戀愛前：「這公司太瞎，我不幹了！」一封辭職信瀟灑地摔到辦公桌上。

戀愛後：「算了，忍忍吧，另一半賺錢也不容易，我得幫忙一起分擔。」

戀愛前：「這部劇太精彩了，反正今天是週末，就熬夜追完吧。」

戀愛後：「熬夜追劇身心俱疲啊，明天還要陪孩子上鋼琴課呢。」

戀愛前：「心好累，我想去尋找詩意和遠方，啊，來去西藏洗滌一下靈魂吧。」

戀愛後：「我出門旅行了誰來顧家？另一半怎麼辦？孩子怎麼辦？」

以上還只是無法任性的基本款，更何況你們彼此身後都還有各自的父母和家人，總要分出一部分責任心給他們吧。小至節日問候，大到生病照護，都少不了你的份兒。

我的好友Lin曾經風雨無阻地堅持在週末學彩色鉛筆畫，整整三年的時間，一次都沒落下。有了孩子後，一開始她還掙扎著去一下，後來變成斷斷續續地一個月去一兩次，再後來就完全荒廢了，整套畫具放在角落裡積灰塵。因為她每個週末不是要帶孩子去娘家、婆家，就是陪著小孩參加親子晨間活動，完全喪失了自己的時間和愛好。

其實每個人都應該先把自己的需求排在他人之前，哪怕對方是你的摯親，因為只有先把自己照顧周到，才能有心力去照料別人。可惜我們受到的傳統教育，就是為了家庭和集體利益犧牲自己、多多奉獻。如果Lin膽敢對老公和孩子說，你們自個兒去玩吧，我要去上畫畫課，她應該很快就會被貼上許多不太好的標籤了。總而言之，對於非單身人士來說，責任永遠排在自我前頭。

◎青春一去，永不重逢

單身的時候我總認為作息不正常、過度節食、暴飲暴食、內心孤單會使人更容易衰老，後來才發現**戀愛後老得更快**。

戀愛後的衰老始於環境和身分的變化。誠如前文提到的，因為牽掛的人多了、操心的事多了、責任變重了，所以衰老無法避免。不像單身時，雖然生活不規律，但擔心費神的事情也不多，無非就是職場上的破事，或深夜偶爾襲來的寂寞。

此外，脫單後的衰老還在於有了諸多比較。單身時，你只有你自己，除了同學結婚、同事生娃讓你感慨時光飛逝、歲月如梭，但一覺睡起來，元氣恢復，你會覺得自己還是那個青春無敵、生機盎然的美少女、聖鬥士。

偏偏結婚後，**另一半和孩子會成為自己的比較品，無時無刻不在提醒你時光去了哪裡。**一晃眼戀愛兩年了、一晃眼結婚五年了，再一晃眼孩子兩歲了。你會感覺自己不知不覺就掉入了時間的黑洞，原本以為漫長的人生瞬間變短了。

好的愛情的確可以成為營養豐富的滋潤霜、保養品，使人容光煥發，然而，首先你得有運氣碰得到「好」的愛情。**我見過很多伴侶，在兩人世界裡相愛也相剋，憑白損耗自己的容顏和元氣。**

◎身後多出一條尾巴

單身最吸引人的地方在於你有無限可能，無論是在情感上，還是人生十字路口的選擇上，因為不論結果好壞，都只有你一人承受或享受。而戀愛後的每一次選擇和改變，你都得瞻前顧後、三思後行。這樣做代價太大、那樣做影響太深，非一人一力能夠獨攬。

就連換髮型這樣的小事，戀愛後都不能只是一個人的小事了。我表妹做了十年長髮飄逸的女性，在二十五歲生日那天，她想給生活來點儀式感，打算去剪個幹練的短髮，也算是開始人生的一個新階段吧。可偏偏就為了這點小事兒，她和未婚夫大吵了一番。

表妹的未婚夫是個長髮控，歷任女友都是長髮及腰。他會愛上表妹，她那頭烏黑亮麗的秀髮是加分項目之一。可想而知，他得知表妹要剪成短髮時會有多不情願。在他刻板的意識裡，女生就該留長髮，這樣看上去才溫柔賢淑。「短髮的女生總給人攻擊性很強的感覺。」表妹的未婚夫說。

後來兩人達成的休戰協定是，表妹先把頭髮剪短到脖子的高度，等未婚夫適應、接受後再視情況往上剪。**戀愛後，任何求變都很難只是一個人的事，所有你從內到外的所屬物裡，似乎都賦予了另一半管轄權。**

單身時，你會覺得人生可以分分鐘重啟，每一天都可以是嶄新的開始，所以即便當下離夢想很遙遠，我們依舊能夠以夢為馬，馳騁四方。單身者的臉上總帶著天真和簡單的印記，這些印記會讓你覺得世界到處是充滿希望的綠色，而戀愛後，生活的顏色開始變得凝重起來。

倒不是說戀愛後的人生就特別絕望，只是你的身後多了一條尾巴；尾巴可以成為一個人的支撐，也可能尾大不掉。就是因為戀愛後似乎事事都能看出一體兩面、都能琢磨出利與弊，所以也就多了幾分猶豫和遲疑。

此時你就會覺得還是單身好，爽快又俐落。

所以，人生中那些得意須盡歡的事，大多都是單身時才有的專利。讓自己此生擁有（至少一次）一個高品質、值得回味的單身生活很有必要，日後回憶時，你才會覺得不負此生。

別去苛求親密無間

我從不相信靈魂伴侶和親密無間的關係，無論那個人是你在人海茫茫中千辛萬苦尋得的另一半；還是各自在娘胎裡就已經拜把子說要做兄弟、當閨密的那一位；抑或是你自認為有一對最懂你的父親、母親，任何心事都能向他們吐露——他們不會對你評判，只會報以溫柔的眼神、無須多言的理解，以及總是站在你身後的無盡支援，讓你覺得他們就是你與生俱來的知心夥伴，而非單純的長輩——事實上，彼此之間再近、再親，我都不相信會真的親近。

誰不期待「靈魂伴侶」和「親密無間的關係」？但它們都是自編、自演、自導的劇碼，**如果你篤信無疑，必須得有點自欺精神**。

「他懂得我微笑的含義」、「無須多言，我們只要靜靜凝望就已了然於心」、「他的存在是為了補足我的缺失」，類似這樣的期盼雖然美好，但並不合理。

所謂「他懂我」，不過是自欺欺人的演出

那些所謂零距離的關係，說穿了就是你撰寫了一個劇本，然後希望有人能按照裡面的情節演出、發展。如果他演得夠嫺熟、真誠，你會覺得無比幸運，此生無憾；如果他演得偏離了軌道，你會覺得：「我怎麼這麼倒楣？為何就是遇不到一個懂我的人？」

但事實是，**沒人有義務懂你，非得按照你的劇本來編排自己的人生**。

我見過那種被「我將在茫茫人海中尋訪我唯一之靈魂伴侶。得之，我幸；不得，我命」（徐志摩大師）純愛式的愛情害得不輕的女孩。她們相信，彼此交會的眼神能讓心臟為之一顫，在不言不語中便能道盡一切，甚至對感情抱持「無為而治」的信念，因為一切自有定數。

我也見過那種翻過一堆《情感經營之道》、《如何遇見更好的自己》等書籍的女孩，她們相信感情是人為製造的結果，就像你希望收穫鮮豔的花朵勢必得先播種、施肥，而不僅僅是望天祈禱；她們捨得對自己下狠手，相信只有先打扮得光鮮

亮麗、優秀優雅，才能吸引白馬王子的目光，誰教愛情講究勢均力敵呢？總而言之，她們覺得對彼此的理解，可以隨著兩人相處時日的累積而變得簡單容易，因為就本質上來說，「懂你」這件事不僅需要物質成本，更需要時間成本。

那麼，這兩種信仰哪一種能帶來更好的結局呢？這很難說。前者有經歷愛情後再也不相信愛情的，也有依舊不主動出擊、安然自若等待真命天子的；而後者，你一定見過那些看上去就是天造地設的伴侶，以及迥異但也在別人的質疑和不解中，嬉笑怒罵過了一輩子的人。

所以，不要提前寫劇本，除非你真的很想親身應驗那句俗話：萬事皆有可能（Anything is possible）。我們很難碰到一段毫無間隙的關係，最主要的原因是無論那人是誰、曾經和你多麼親密，你們的角色和內心總是處於變化之中，難免有無法共同進退的失衡。

就像你和父母之間的關係，幾乎可以一生不變，可是，在你三歲和三十歲時，即使你們的關係不變，他們對你產生的作用和影響，卻早已天差地別。你三歲時，父母完全是你生活中唯一的男女主角，你可以將一切開心、不快、疑惑、迷思都告訴他們，神奇的是，他們總有辦法幫你擺平一切，讓你覺得爸媽簡直無所不能。

可是當你三十歲，有了自己的家庭、交友圈、見識和經歷後，父母只能從你的主心骨變成後援團。你得承擔自己種下的一切福禍因果，你有自己的人生期待和努力方式，他們也有自己的力不從心和愛莫能助。

長大後你會發現，你和父母之間的愛依舊如從前，但兩代人之間的理解差異也橫在那裡。由此看來，一段無間隙的關係裡，是不太容得下理解差異這種事的。

你連自己都搞不懂了，還要求別人做啥呢？

那愛情呢？會隨著身分的變化、時間的揉搓而趨向無間隙嗎？恐怕很難，否則就不會生出那麼多**「在我們的一生中，遇到愛，遇到性，都不稀罕，稀罕的是遇到了解」**這種超厭世的抱怨了。

沒錯，你的另一半知道你最喜歡的禮物、可以精準戳中你哭點的電影、熟稔各種能討你歡心的方式、那些只要他說了就能讓你心生柔軟的話語，以及你的禁忌和底線在哪裡，但這並不代表你們的關係就是親密無間。有時，他沒理解你嘆息背後的含義，不知道你為什麼會做出他意料之外的選擇，甚至無法理解為什麼這件事能讓你失眠一整夜。

一切都與愛的程度無關，無論多相愛，兩個人都不可能只靠一顆心共存。

所以，**不被他人，哪怕是最親密的人了解並非一件了不得的事**，因為「了解」一詞通常難有標準答案，類同真理，只能無限接近卻終究難以抵達。

如果你因此對愛喪失信心和興趣大可不必，因為**最殘酷的不是你的枕邊人不懂你，而是大多數時候，你對自己都不了解**。例如，那些視而不見的狀況、自欺欺人的謊言、莫名的悲傷、無法言說的壓抑、難以排遣的孤寂，以及自己完全憑藉直覺和情緒而做出的重大人生抉擇。

很多人大多數時候都是明白而理性地活著——但也只是大多數而已。有時，你會脫開韁繩、偏離軌道，走在一條不是你輕易會走的路上。幡然醒悟時，你會敷衍自己一句「當初也不知是怎麼了」，而這就是你和自己的距離，你還是有自己不願面對、不能了解的那部分。

既然我們不能做到與自己毫無間隙、明明白白，何必要掙扎著去尋求他人的理解與洞悉呢？與父母的代溝，不妨就當作光陰遺留給愛的小瑕疵；與摯友的距離感，不妨就當作欣賞一場繁華而又歡慶的劇碼，畢竟自己總是演獨角戲也夠淒涼；而對愛人未能及時到位的理解更是不必計較，因為你也未必就能百分百懂他。

在與他人建立情感連結時，我們唯一要做的是努力，而非強求。剩下的就是好好享受孤獨。

一個人好好過，從整理開始

如果說消滅孤獨是一個人生活的精神必修課，那懂得整理則是擁有高品質生活最實在的課程。

我表弟有一年暑假來上海玩，那時我還沒買房，只能住在租賃的房子裡。看見我的租屋處後他大吃一驚：「姊，沒想到妳住的地方這麼乾淨耶，太意外了。」在表弟的想像中，他以為一位單身、忙碌的女白領租的房子，因為主人忙碌、家裡沒有其他人同住、懶得打掃，肯定凌亂不堪。

其實，我知道不少人在一個人住的時候，的確都是這種亂糟糟的狀態。被子不摺，反正房裡也沒人來；衣服東一件、西一件到處亂丟；外賣便當盒堆到好幾個再一起扔；洗手檯和馬桶上也長了不少汙垢，實在看不過去再大概清潔一下吧。過去租房時我也經歷過這樣的階段，後來一件小事改變了我的住宿習慣。

倒楣一天回家後開門見豬窩，情緒瞬間潰堤

有一天真的是倒楣到家，工作中出了點差錯，又剛好碰上主管心情不好，我被批了個狗血淋頭，然後準備了兩週要見的客戶，當天下午被臨時放鴿子；好不容易加班結束回家結果大腦停工，搭反了地鐵，在地鐵上又差點和一位大媽吵起來；下了地鐵走了十五分鐘後到家，被上海的七月熱濕了全身；回到家打開門，映入眼簾的又是屋裡一片狼藉：沒丟的垃圾、有灰塵的工作桌、堆在床上的衣服……我累積了一整天的情緒全部爆發，瞬間大哭。

冷靜下來後我開始分析，在這一天的不順中，有一些是我無法避免的，例如炎熱的天氣、被客戶放鳥、和車內乘客槓上……但還有一些是我能避免的，例如更認真地工作、打造一個乾淨整潔的住所，這些事情不算太難，卻能大大安撫我的情緒，至少可以不在火上澆油吧？（如果那天我的房間很整潔，也許開門後它就會變成我的避風港，而不是讓我煩心的地方，我也不至於崩潰。）

從此以後，我特別注重房間的清潔和整理工作，哪怕只是租來的房子、哪怕再

忙再累（其實我們真的不至於忙到抽不出一點時間整理環境），我都會定期收拾我的小窩。

其實，如果你沒有嚴重的潔癖，倒也不必把房間打掃得一塵不染，只要保持整潔就已經能替你帶來好心情了。當然，我本身整理房間是很用力的，除了每天順手整理之外，澈底打掃則視心情和時間不定期進行，短則三天，長則一週。

當我們整理房間時，不僅僅是在整理空間和環境，更重要的是在整理自己的心情和生活，讓它們更順暢，而這也在無形之中塑造了性格，讓自己變得更有規畫和條理。

說到整理這檔事，一般人首先會想到日本。日本人真的讓「整理」成為一門藝術——也就是整理術。從著名的「斷捨離」概念的創始人山下英子，到憑著《怦然心動的人生整理魔法》登上《時代雜誌》評選「世界最有影響力一〇〇人」的近藤麻理惠，還有以「超級整理術」聞名的廣告大師佐藤可士和，以及擅長利用整理術處理工作的男性整理家小山龍介……這項絕學有各門各派的掌門人，但大部分都是來自日本。

除了上述這些整理達人之外，在日本還有許多傳授居住智慧的民間組織，例如Housekeeping、心動整理協會、Home&Life研究所等。某些機構還會為整理收納諮詢師頒發證書，成為持證會員後，你就可以到別人家裡從事整理指導工作，儼然已把整理發展成為一項職業。

這套風靡全球的日本整理術，最開始源於房間的整理。因為日本的房屋通常都比較狹小，主婦們總要思考如何能在有效的空間裡打造一個整潔、溫馨的家，由此空間整理便成了一門學問。

空間整理、收納的方法有很多，但總結下來不脫下列三點：

◎第一，物品要少

無論是《斷捨離》、《怦然心動的人生整理魔法》，抑或歷久不衰的簡約風，保持少量的物品，都是重要的原則之一。

大家想一想，如果你的房間本來就不大，還有一大堆東西和你一起擠在這個空間，心情很難不壓抑。而且東西越多，你就越難維持秩序，也會害得自己真正需要的、最重要的東西被淹沒掉。所以，無論你的居住空間是大是小，都請在不影響正常生活的情況下盡最大努力縮減物品、減少累贅。

◎第二，固定位置

其實惹怒我們、害你情緒崩潰的，通常都是壓死駱駝的最後一根稻草，也就是一些無關緊要的小破事。例如，快遲到了本來就很著急，臨出門時卻怎麼找也找不到鑰匙；已經夠沮喪了，一不小心還被牆角的花盆絆了一下。在有限的空間裡除了維持物品少之外，很重要的一點是一定要替物品固定好位置，尤其是**越小、越雜的物品，越應該有自己專屬的地方**。

鑰匙用完，隨手就放回包裡或者放在門廊的架子上，給它安置出一個專屬棲地；衣服脫下來就掛在掛鉤上，沙發椅子和床都不是衣物該待的地方；硬幣、零錢這些東西，能放在存錢筒裡就不要到處亂撒；書本、雜誌、碗盤、筷子、各種茶杯和調味料，都應該放在特定的位置，不要動不動就換地方或隨便一扔，避免想用時找不到。

◎第三，定期檢查

即使平時整理得再好，如果不定期檢查也很難維持長久的整潔度。越來越多的衣服、文具、書本、以及各種你衝動消費時買下的小玩物等，總是不知不覺就會侵占你的空間。因此要定下一個時間，例如每月一次、每三個月一次，定期檢查物品。那些不常用的、不再用的、壞掉的、不喜歡的都可以收起來、送人、捐出去或丟掉，藉此保持舒適空間。

情緒平靜才有更正常、高品質的生活

整理術針對的重點雖然是空間，但絕不僅止於此。由空間整理延伸出來的，是情緒的整理。如果你能把空間打理好，就可以試著去調整自己的情緒了。

我們為什麼要整理情緒？當然是為了能更正常、有節制地生活。

回憶一下，當你情緒失控時曾說出的那些傷人、傷己的話；做過的那些讓人難堪的事情，等到情緒平復後，恐怕大多數都覺得後悔懊惱吧？如果一個人的情緒毫無波瀾，那這個多彩的世界對他將毫無意義。同樣的，一個人的情緒如果總是大起大落，那他也會被情緒蒙蔽心眼，錯過有趣的人生。

整理情緒並非只是一味控制，雖然這是現在非常流行的做法——「控制情緒才能掌控人生」的標題和說法到處充斥；整理情緒還意味著釋放，而控制與釋放其實是一體的兩面。但最重要的是，要隨時、盡可能地讓自己的情緒和心境處於平靜的狀態。**「刺激」的確很爽，但維持平靜才有可能讓我們更正常、更有品質地好好生活**，因為這個時候，理智是占上風的，它能防止我們做錯事和蠢事。

我是個急性子的人，這也意味著整理情緒是我必須終身學習的課程。美國人最常用也最簡單的調整情緒方法是深呼吸，在美劇和電影裡，我們經常看到主人公遇到重大變故時會說：「首先，請深呼吸。」（First of all, deep breath.）現實中的老美也是如此，而且這個方法的確能緩解情緒。

除此之外，還有幾點我自己的心得，也在此分享給大家：

◎第一，避免刺激

我們的情緒被點燃——無論是激動還是暴怒——都始於刺激。如果你想維持理性、避免情緒波動，最直接的做法是滅掉源頭、躲開刺激。

思考一下讓自己情緒失控的地雷區通常會有哪些，然後試著去避開或改變。

例如，我的地雷區之一是受不了慢，無論是自己還是別人，只要稍微慢一點——行動慢、說話慢、回覆慢等等——我的心情就會開始變差。了解這點後，**我採取的做法是把最後期限（或稱死線，Deadline）盡可能運用於所有的事**；如果涉及與他人的合作，我也會讓對方明確知道我的死線，或請對方給我一個死線。

「這份約稿最遲週五晚上我會給你。」

「這份合約能否在週一上班時傳給我？我會在週日晚上傳訊息提醒你一下。」

只要確保一切還在死線範圍內，我的性子就能維持正常。更棒的是，這樣一來，如果對方超過時限還沒回覆，後續再追問也不至於讓對方覺得你過於逼迫、不禮貌。

◎第二，避免混亂

心境和情緒的混亂，絕大多數是源自於環境的混亂。例如亂七八糟的房間、凌亂的辦公桌、打開電腦，桌面密密麻麻的文件檔，這些混亂都會引起我們情緒的波動，所以**做好外部的整理，能大幅度地減緩情緒失控**。

在《佐藤可士和的超整理術》這本書裡，他說：「把環境中的干擾因素清理到最低限度，這是在對人的情緒進行整理。」我非常認同。

做好情緒整理，是為了進行最高級的整理——整理思考。

同樣還是《佐藤可士和的超整理術》這本書裡，佐藤對整理思考的方法提出了一些很好用的建議：**將自己和對方的思緒置換成語言**。

佐藤又說：「若能將模糊不清的思緒置換成語言，就能有條理地向他人解說。換句話說，『語言化』能讓思緒變成資訊。」

另外，**將思緒「資訊化」時，務必建立假說，大膽向對方提問**。整理你聽到訊息之後，試著置換成自己的語言，反問對方：「你的意思是這樣嗎？」

我從佐藤的這項論點裡想到的是，當我們整理自己的思緒時，也可以借用此招。也許你不必真的大聲反問自己，而是**把想要傳達的資訊口述出來或寫在紙上，反覆審視然後回饋給大腦**，確認自己是否想表達的就是這個意思？想要的是否是這個結果？如果不是，差別在哪裡？

另外，**思考時要對於別人的事情視如己出、感同身受**。佐藤認為，這一點是思考整理術非常重要的關鍵。因為這個過程不光是將模糊不清的事物化為資訊，還要從中找出問題點、設法解決，如果你無法找出這件事和自己的關聯性何在，不但無法湧現出真實感，目標、遠景亦將變得空洞。

我完全理解一個人生活有多少不便和困難，但如果這是自己選擇的路，還是堅持走走看吧，而有效率的整理可以幫助你走得更順暢一些，不僅是生活，還有整個人生。

第二章 成長焦慮

沒人有權告訴你，
幾歲時「應該」做些什麼

學會用「不應該」去看問題

對文字，我的包容度一向比較大。上到百年經典，下至通俗小說，我都來者不拒。但在這個範圍內，我發自肺腑地討厭一類文章，即「企圖賣弄但未遂」文。所謂賣弄但未遂，就是**明明他想成為指路的燈塔，卻一不小心成了歪掉的路燈，還是燈泡壞掉的那種**。

最常見的題目就是〈30 歲前應該知道的 15 件事〉，由此衍生出的還有〈在遇到合適的人之前，你應該知道的 9 件事〉、〈大學四年，你應該知道的 20 件事〉等。人類實在有太多理由去討厭這些鬼東西了：

原因一：**撰寫這類文章的多數作者都是信口開河、腦洞大開**，並未經過任何實驗證實、資料統計就得出結論。這些文章通常想給二十至三十歲的女孩們很多建議，但只要稍作分析，每一條都可以當作笑話來看。

例如，這類文章喜歡告訴你：二十五歲以後，別再談一場沒有結果的戀愛，你必須學著談一場成熟的戀愛，婚姻是一輩子的，選老公／老婆不能像談戀愛那樣，選錯了可以選下一個；而已經超過二十五歲的你，必須學會跟對的人談戀愛，避免把自己的時間浪費在錯的人身上。

讀到這裡，真是一口血噴出來。我真想問問寫這些內容的人：為何有婚姻的戀愛才算開花結果？在交往過程中兩人情投意合、身心愉悅難道還不夠嗎？為何結婚後發現遇人不淑卻不能換個人？**誰談戀愛的時候不是覺得自己在對的時間遇上了對的人**，這和二十五歲之前還是之後有關係嗎？來，你給我列張 EXCEL 表格、擺個公式，計算一下怎樣算是在戀愛中浪費時間，怎樣算不浪費時間。

若你不信善有善報，為何相信努力必有回報？

又例如，這類文章喜歡告訴你：「努力讓自己更好。每個人都希望自己變得更好，但是『變好』需要付出努力，二十二歲以後，你必須努力讓自己過上一個更好的人生。當你變得更好以後，就能夠遇見更好的人，人生的提升就是這樣來的，一切都從你『變得更好』開始。」

好的，這個大前提是對的，人人都想讓自己變得更好，但這個界限為什麼「必須」定在二十二歲以後呢？多少人從娘胎出來後就一直在卯足了勁兒地力爭上游、一刻不停歇地往上爬呢。還有，我身邊有多少妹子努力把自己變白、變美，但還是無法避免遇到壞男人呀。

此外，這些文章還喜歡舉一些很極端的例子，宣稱某個跌落人生低谷的朋友，蓬頭垢面、鬍鬚滿臉、失業不知道第幾天；某次被拉去聚會湊人數，他打起精神整頓一下，竟就此找到喜歡的人、得到工作面試機會……。我想說的是，**要人努力沒有錯，但千萬別讓人覺得努力之後會萬般皆美好，就像善有善報一樣，都是巨大的謊言。**

再例如，這類文章經常慫恿你：「孩子，你都二十好幾了，開始工作了，不要再用廉價手機、再穿平價服飾了。你要擁有一套高級的化妝品，每天用至少一小時的時間去描出一張看起像沒化妝一樣的臉；你得去名聲響亮的服飾店裡買衣服，每件最好不要低於兩千元，如此你的服裝才配得上你的年紀；還有，你剛開始工作，不買房無所謂，但租屋環境絕對不能太糟糕，哪怕空間不大，但必須獨立、溫馨、有氣質。」

但現實是，這個年紀的人，不論是大學或研究所剛畢業，跑來北上廣（北京、上海、廣州）這樣的大城市，擠破腦袋參加無數徵才說明會之後，好不容易有了一份剛剛可以解決溫飽的工作，剛夠吃得起公司樓下把六十元便當賣成一百二十元套餐的午飯；剛能支付離公司一小時地鐵路程的住所——被隔成五間小套房的三室一廳的其中一間，不到五坪；而你的衣服大多還是畢業前在學校穿過的T恤和牛仔褲，為了上班得體，你不得不去平價服飾店買兩套並不合身的套裝／西裝。

我只想問作者：「精緻的妝容、有品質的服裝，以及只有在電視或電影裡才有的明亮又文藝的房間，你能不能先示範一下，上述條件如何能用二十幾歲時的薪水達成？」

不過是些基本常識，裝什麼洞察真諦的智者呢？

原因二：作者們**不過是寫一些基本的常識性東西，但非要擺出一副故作深沉、娓娓道來的嘴臉**，顯得自己跟洞察了人生真諦的智者一樣。

例如，我看過一句話：「二十歲以後，在任何場合，學會說謝謝、對不起、你好、再見。做人有禮貌，你會得到很多意想不到的收穫。」讀完後，我當下的反應是，這孩子家教還真差，竟得等到二十歲後才明白三歲小孩就知道的道理？

又例如，我看過一句話說：「二十幾歲，當你覺得度日艱難的時候，請先解決經濟問題。」這話說好聽點是常識，說難聽點這不就是廢話嗎？誰苦的時候想的不是多賺錢，而是「我下週要不要去馬爾地夫度假呢？」、「偶像穿的那雙某某牌潮鞋我要不要也入手一雙啊？」

再例如，我還看過：「趁還沒找到對的人，好好孝順自己的父母。百善孝為先，不僅要找個孝順媳婦，也要找個孝順的女婿。但首先，你要先把自己顧好。」去掉第一句，整段話怎麼看都不為過，是不折不扣的常識。但有了第一句話，反而讓這個常識多了些莫名的喜感──「趁還沒找到對的人，好好孝順自己的父母」，那麼，找到對的人之後呢？這難道不是在為「有了媳婦忘了娘」鋪路嗎？

原因三：**我非常懷疑寫這些文章的作者們，他們自己做到了多少？**

我們都太容易自我滿足，剛得到了一些淺薄的感悟，就迫不及待要將之變成自以為很棒的哲理，恨不得全世界都知道。全然不顧這些文字是否禁得起實踐和時間的檢驗，以及別人是否真的需要，哪怕你們處境相似、年齡相仿。

也許，許多二十五歲的人沒有那麼在乎自己身上的衣服是否值兩千元，他們更關心的是當下如何獲得一個更好的工作錄取通知。而三十歲的單身女性也不在乎自己的下一場戀愛是否成熟，更多的是想有一個不錯的開始。

而且，正如我說的，那些作者在敲下「這個年紀要保持苗條的體型」幾個字時，自己是否有管住了嘴（忌口）、跨出了腿（運動）？

他們在告訴別人「過了三十歲的女人，每晚睡前最好喝一杯紅酒，可以養顏美容」時，自己能認得多少紅酒品牌，講得清這些牌子的紅酒來自哪裡、有什麼特殊的製作工藝嗎？

他們在告訴別人「在你這個年紀，要有兩段戀愛經歷才是最好的，一段是你愛別人，另一段是別人愛你」時，且不說這個命題本身的對與錯，作者自己的感情是否也是按照這個方式進行的，滋味是否如其言？

原諒我無法輕易相信他人吧，**文字的力量與真實都是有限的，但比文字還弱小的是背後那個人的意志與思想。**關於生命，盧梭也不過說了句「生命不等於是呼吸，生命是活動」。關於光陰，孔子也不過說了句「逝者如斯夫，不舍晝夜」。關於讀書，楊絳也不過說了句「你的問題主要在於讀書不多而想得太多」。關於知識，但丁也不過說了句「人不能像走獸那樣活著，應該追求知識和美德」。關於愛情，蒙田也不過說了句「誰按規定去愛，誰就得不到愛」。關於美貌，西蒙．波娃也不過說了句「姣好的容貌是一種武器，一面旗幟、一種防禦、一封推薦信」。關於死亡，羅素也不過說了句「如果我們並不害怕死亡，我相信永生的思想絕不會產生」。智者們尚且不輕易指指點點、斬釘截鐵，何況吾等呢？

「將就」是實實在在的針，扎著的終究是自己

如果你不喜歡存錢，只願意過今朝有酒今朝醉的生活，那就不要委屈自己那顆想追求歡愉和熱鬧的心。**人生捨得享受是難事一件，既然你現在就有此覺悟，量力而為、開心去做就好。**等有一天你玩膩了，自然會開始籌劃自己的未來。

如果你討厭像商品一樣被父母拎著去相親，那就**無論多大年紀，都不要為了別人的口舌而妥協。閒話是別人的口臭，將就才是實實在在扎在自己身上的針。**

如果你不喜歡現在睡在身邊的人，那就果斷換人吧，否則時間越久越不容易。但要知道，當你總是擺出一副委曲求全的樣子，對自己的孩子說：「我這輩子沒離婚都是為了你。」這種話時，心腸硬一點的孩子並不會領情，而心腸軟一點的孩子會在內心留下你無法想像的陰影。

總而言之，能夠辨析一些曖昧的是非和不堪推敲的道理，學著用「不應該」去看待「應該」，也許才是我們最應該學會的事。

接受有瑕疵的自己

覺得自己好肥、好醜、好笨、好窮……就是看自己各種不順眼，怎麼辦？心靈雞湯會告訴你：親愛的，你要開始改變，然後愛上煥然一新的自己。例如：覺得自己肥，那就開始減肥吧，每天跑個三公里，先持續一個月，看見效果後你就會重新愛上自己。覺得自己窮，那就開始存錢吧。從每天一杯星巴克，改成每天一杯雀巢即溶咖啡，堅持兩、三年，你就可以帶著存下來的錢飛韓國了。

覺得自己笨，那就多讀書吧。兩週讀一本，做好讀書筆記，閒暇時培養自己的興趣愛好，烘焙、養貓。智商不夠，那就用氣質來補，做個靈魂有香氣的人。

總之，心靈雞湯會告訴你人生不至窮途末路，世上沒有過不去的坎兒。

我必須承認，這些話確實還挺有道理的。不過除了上述的雞湯大補帖外，還有另一種法子可以拯救各種你討厭的自己，**說來倒也簡單：習慣就好**。

習慣不順眼的自己，才能善良且無堅不摧

想想完美的人或者完美的人生（雖然二者並不存在）也挺無趣，那種小心翼翼的緊繃感挺累人，稍有差池就會把自己逼進萬劫不復的地步。所以，**接受有瑕疵、有遺憾的自己並活得心安理得，才是現世的完美**。

況且，凡事都有兩面，甚至無數種解法，何必這麼死心眼，非要其中一種不可呢？看得到大千世界、受得住千奇百怪，可比追求硬邦邦、冷冰冰的完美有趣多了。前文提到的難題，其實完全可以用另一種角度來詮釋啊：覺得自己肥，但又沒毅力減肥？那就別減了，胖嘟嘟的也挺好啊，別人看著歡喜、有福相；而且，這個世界若沒有胖子，哪襯得出瘦子呢？

覺得自己醜，但又沒錢整容？那就別整了，整成網紅臉會被罵，而且誰能保證過幾年審美趨勢一變，錐子臉不被嫌棄？再者，如果你整得像大多數人那樣普普通通的也沒意思，白花錢不說，還落個沒啥印象的大眾臉，**倒不如想想如何讓自己醜得有特色**。

覺得自己笨，又靜不下心來讀書？那就別讀了，傻傻笨笨才不會把世界和人心想得那麼複雜，自己還能活得輕鬆些。如果不放心，那就找個比自己聰明的伴侶保駕護航吧。

說白了，就是**你得有一雙發現美的眼睛，打造一個阿Q的內心世界**，這樣，你才能善良，並且無堅不摧。

改變自己，或者學著習慣種種不順眼的自己，然後我行我素，向來我都是青睞後者。在戰鬥者眼中，我這種人也許不求上進，活該存活在「鄙視鏈」的最底端，但我確實不想活得那麼咬牙切齒、到哪都是一股狠勁兒。

勇敢推開心靈雞湯，「剩鬥士」變身霸氣女

我有一個朋友過去也是每天服用心靈雞湯，最後她終於決定「老娘愛怎樣就怎樣」，經歷這段過程之後，她整個人都輕盈了。

她是傳說中的剩鬥士（對大齡未婚女性的稱呼），逼婚、相親、被家人和親戚

碎唸、被朋友的恩愛照閃瞎眼……總之，剩女該受的傷害，她一點兒也沒落下。一開始，她也採用各式雞湯大補帖療法：「做個精緻的女人」、「變成更好的自己，才配得上更好的另一半」、「真愛，不要追，而要等」，經過無數折騰後，她發現自己成了四不像的大傻瓜。

本來嘛，她就是那種壓根兒對婚姻沒什麼嚮往，不想背負過多責任，性觀念很開放，一個人樂得逍遙自在的人。雖然這種人在世俗的正確答案裡一向不受歡迎，可說到底**我們何必為了達到別人的標準而委屈呢？自己活得舒心難道不是此生最大的意義嗎？**

所以，沒必要把自己往死角裡逼，條條大路通終點，總有一條是不會堵車、不必繞道的，可以讓你比較暢通無阻地做自己。但如果你就是那種特別堅定、非要剷除惡習、在追求完美的大路上狂奔的人，偏偏又接受不了雞湯大補帖，那在面對有瑕疵的自己時，該怎麼辦呢？不妨從下面兩點著手：

◎第一，找個對的環境

一個對的環境永遠比拚毅力、找方法重要、有效得多，對於這點，可以用我學英語來驗證。我來美國一年多，為了提升英語能力，能做的我全做了：和外國小夥伴語言交換、做過橄欖球賽小攤的志工、在咖啡館義務服務過，甚至還逼著自己考了雅思（IELS），無非是覺得在美國待了幾年後，有朝一日回國，如果英語還像出國前說得那麼矬，還有何面目見江東父老？

我雖然用了很多學習英語的方法，但讓我英語進步最快的階段，是一次生病住院的二十多天。那間醫院沒有人會講中文，而美國的醫生和護士又是那種特別閒不住，每隔一小時就來關懷、問候你一下的人，從例行檢查、詢問病史、進行治療到訂餐買飯……你不說英語就等死吧。

在那二十多天的時間裡，我感覺把這輩子的英語都說完、聽完了，導致我出院後一開始和家人用中文溝通還有點不習慣。後果就是，我終於從英語啞巴和聾子，升級到能和本地人交流，辦點事兒也不耽誤的水準。

過去我為了學好英語，找過無數方法，依然只能講「What's your name?」、

「How are you?」、「Fine, thank you. And you?」這三句。就和「聽過無數道理，依然過不好這一生」同樣怪誕，**你總得在環境的逼迫下做過、練過、丟過臉之後才能奏效。**

◎第二，先想清楚好處，再設立目標

急於設立小目標的壞處在於：如果你沒有先解決意義或好處等宏觀、高級的東西，那你設置的目標要嘛會跑偏，最終以無效結尾；要嘛你會在實現目標的道路上前進得特別痛苦，難逃放棄的命運。

就像前兩天我收到一位讀者朋友的來信，她說自己是個特別不愛說話的人，就算和同寢室的夥伴一起走路也經常沉默，這樣的性格導致她幾乎沒什麼朋友，但她內心又特別羨慕和渴望那種成群結隊熱鬧的生活，於是她問我該怎麼改變？

雖然我是個喜歡割稻尾，也熱愛發放懶人包的方法論擁護者，但我還是想告訴她，處理溝通技巧和人際關係的方法有成千上萬，但在實踐方法前，不妨先想想：究竟是什麼原因導致了你現在的性格。你之所以覺得和他人無話可說，究竟是因為自己彆扭，還是因為沒有遇到在同一頻率的人，以及，你在追求「成群結隊的熱鬧」時，真正想要的是什麼？

人是趨利的物種，先弄清楚大方向，在前進的道路上才能體驗每進一步的歡喜。如果在做了這兩點之後你還是無法改變，只能說明這個「你討厭的、有瑕疵自己」就是原本你該有的樣子，不妨試著愛上這樣的自己吧。

真正決定你高度的不是眼界

小靜出生於四線城市，畢業後來到上海找工作。她奮鬥了五年，當中經歷了記不清的節日、假日加班；每天頂著攝氏四十度的高溫，擠一個多小時公車去上班；住在一開燈就能看到蟑螂四竄的地下室裡等……各種離鄉背井的艱辛她幾乎都嘗遍了。五年後，她終於能拿著一份看得過去的薪水，不算委屈地生活。

大城市生生不息的繁榮、衣食住行的便捷，以及相對公平的機會讓小靜打開了眼界，她認定上海就是此生安居樂業的第二故鄉。小靜心中的藍圖是創業開公司，讓自己的孩子讀得起國際學校，然後出國讀書，去見識世界的另一種樣子。

小麗也生長於四線城市，畢業後也來到上海找工作。在上海工作的一年裡，她見過陸家嘴車水馬龍的川流不息，看過淮海路鱗次櫛比的名牌店鋪，體驗過搭乘一小時的高鐵就能去西湖邊看風景的便捷。可是，一年後小麗還是離開了上海，回到了那座讓她更如魚得水的偏遠家鄉。她和小靜看到了一樣的風景，終究還是覺得所謂大城市也就是那麼回事。

小麗心中的藍圖，是在家鄉找一份收入不高但穩定的工作，讓自己的孩子考得進當初自己就讀的市區重點學校，然後去大城市好一點的大學讀書，畢業後再找一份安穩的工作。

且不論兩人將來誰會生活得更幸福，畢竟幸福指數不絕對取決於城市的等級，只是她們都在大城市見了相同的世面、打開了所謂的眼界，為什麼最後的選擇和發展平臺會如此不同？

深度比見識和體驗更重要

所謂的眼界，充其量只是你看到的一場風景，它並不能決定你人生的高度；只有把看到的風景記在心裡、走過腦子、付諸行動，才能墊高人生的高度。

這就好比人人都說自己喜歡旅行，能對去過的地方如數家珍。可是，當你問他那裡最具特色的風景是什麼、哪些景致最打動你時，很少有人能說得上來，因為他們把眼中的風景都留在了相機和社群軟體裡。

所以，不是走過很多山山水水就能成為旅行家；不是聞過很多書香就能成為書評人；不是嘗過很多餐廳就能成為美食家。當我們對事物的態度是浮光掠影，它們回報的也只能是驚鴻一瞥的震撼和驚豔，隨著餘波漸逝，最後什麼都不會留下。

說白了，**人生最需要的不是體驗和見識，而是能耐得住性子往下沉的深度。**

所謂「耐得住性子往下沉」，具體來說其實就是三個詞：用心、行動和等待。我將分述如下：

◎用心——刻意練習一萬個小時

我們都聽過麥爾坎．葛拉威爾的〈一萬小時定律〉（編按：源自葛拉威爾的著作《異數：超凡與平凡的界線在哪裡？》；而一年約有八千七百六十五小時），就算我們真的能對某件事持之以恆五年以上，**但大多數人付出的不過是重複**，這也是為什麼父母做了幾十年飯，它們最終也只能成為你小時候的味道，而不是《舌尖上的中國》或入選米其林。你不能說父母不用心，只是**大家都習慣了用熟練去代替思考**。畢竟，熟練能帶來安全感和舒適感，正常人不會沒事找事地一再挑戰自己。

所以，**一萬小時不是重點，關鍵是前面是否有「用心」這個詞**，當下流行的說法就是「刻意練習」。

關於這方面，問答網站「知乎」的答主田吉順，就做過很好的詮釋：

「首先，刻意訓練的目標，就是要讓自己成為頂尖級的專家，要有為此而努力的精神動力。如果你僅僅是喜歡這種活動、僅僅靠愛好支撐，而不是以頂尖專家作為目標，在一些反覆的訓練之後，你的愛好可能會被耗盡，而刻意訓練的過程常常是痛苦的、枯燥的，可以說是磨煉。如果沒有足夠的精神動力，可能很難堅持下去。**刻意訓練折磨人的原因在於，它迫使你一直處於認知階段，在這個階段，你得不停地關注並且努力提高自己的訓練效果，而無法進入無意識階段。**」

這樣看來，刻意訓練就是訓練你的經驗系統，透過訓練，你可以在無意識狀態下行動，並且在相應領域內不必集中精神，就能進行更高水準的思考。

刻意訓練當然包括一些重複性的訓練，但又遠不止於此，它需要你以更加嚴格、刻苦的訓練來突破水準的瓶頸。**它和普通的重複性訓練最重要的不同在於回饋，意即需要有專業人士的指點。**

全球暢銷書《凝視死亡：一位外科醫師對衰老與死亡的思索》作者阿圖・葛文德，是二〇一〇年「全球最具有影響力一〇〇人」中唯一的一位醫生。葛文德曾經描述，自己工作多年之後，雖然已經達到一定水準，但總覺得突破不了上升的瓶頸。於是他出錢雇了一位資深退休的外科醫生，請他在自己手術時在旁觀看，然後給出批評意見。結果葛文德發現，自己在很多細節上其實都是有改善空間的。

尋求回饋的目的，就是把理性判斷內化到你的直覺中，而光靠直覺很難發現自己的問題，所以就需要專業人士來指出。

◎行動——光是在腦袋裡想像，不會有結果

至於行動，就更好理解了，你首先得「踏破鐵鞋」後，才有資格去感嘆那句「得來全不費功夫」。我個人非常推崇「行動至上」，哪怕帶著一些莽撞和迷茫的成分。因為我從來不相信有思慮周全這回事，不相信有完美主義（我比較相信「接

近完美主義」），更不相信萬事俱備。**我們的整個人生就是曠日持久，需要甩開膀子大幹一場的運動**，因為誰都不會善待、眷顧你我到不需要我們付出任何行動，僅憑思考就能把通關金鑰交給你的地步。

我非常信奉一個公式：**解決問題＝徹底動腦的思考力＋不辭辛苦的行動力**。可惜很多時候，我們只做到了等號右邊的第一步。

大家不妨回憶一下：你是不是也曾為了提高自己的效率，鑽研了一堆時間管理方法，從待辦事項列表、每週計畫到番茄工作法……但你每天的進度都如期完成了嗎？你是不是也曾想過要好好吸收書本裡的知識（而不只是泛泛一讀），於是學習了一堆做讀書筆記的方法：康奈爾筆記法則、心智圖、塗鴉筆記，然後你真的有吸收每本書裡的菁華嗎？

為什麼讀了那麼多方法論、懶人包、速成法，還是覺得兩手抓瞎？原因很簡單，因為我們只是思考、學習，然後就結束了，缺少了最關鍵的一步——執行！

生活和工作是在我們每天解決諸多大小問題中度過的，**解決問題的過程永遠應該包含兩部分內容：想和做**。但受現在社會大趨勢影響，我們往往更容易去做個四體不勤的「思想家」（這可不是什麼恭維）。所以，**求誰都不如求己——既要求自己的大腦，更別忘了軀幹和四肢也要跟上。**

◎等待——遇上時機之前與之後，最重要的基本功

有了用心和行動做基礎，剩下的事就是等待。

這個論調聽上去有些悲觀，但換個角度想，誰能確保我們的用心和行動方向就是正確的呢？總需要讓時間這把手術刀，去開膛剖肚地觀察和驗證吧。

不要沉迷於立竿見影、速成、一夜成名或暴富，否則，我們會把自己逼得要嘛發瘋、要嘛放棄、要嘛走上歪門邪道。**做人需要做的不是投機，而是抓住時機，**並且在碰上時機前和遇到時機後的日子裡，氣沉丹田、心平氣和地鍛鍊自己。

等待很磨人，不過在「但願人長久」和「朝露待日晞」之間，你更願意選擇哪一個呢？

用心、行動、等待，這三個詞真是千年老梗了，但它們之所以還能在我們的生活裡頻頻露面，我想還是因為**雖然大家都懂，可我們就是過不好自己的生活**。而更重要的原因是，我們總喜歡用「眼界」這個高端又看似真理的詞去掩蓋它們，以為有了眼界就能無敵。其實，能斬獲美好人生的人，哪一個不是用細細碾磨、苦心經營換來的呢？

有一種幸運，叫吃虧要趁早

昨天和佳姊通電話，一小時聊下來，羨慕嫉妒得差點和她絕交。

佳姊絕對擔得起「優秀」二字，跳槽到新公司用了不到兩年的時間，年薪已經突破兩百萬，從一個小小顧問坐火箭一飛沖天，成了手下有十來人的中階主管；今年又被提拔為區域總監，用了一半的時間就達到了別人相等的高度。佳姊的老公也不是省油的燈，跳槽到新公司後，成為部門管理人，直接向董事長匯報，年薪比在之前的公司翻了一倍。

兩口子上班各忙各的，下班回家在書房面對面，繼續各忙各的，累了就來個鼓勵的親吻；週末假日帶著女兒出國遊玩、長見識，典型的中產階級生活——事業有成、物質豐盈、家庭和睦。

想想兩年前和佳姊吃飯時，她還一副愁眉苦臉的模樣。那時，她在老東家工作得不開心，說白了就是薪資辜負了她的能力，那是她的第一份工作，一幹就是七年，論感情、論熟悉感都不是能輕易下定決心說走就走的。更讓人鬱悶的是，那時的她還和老公兩地分居。

佳姊老公剛畢業就進了一家人人都羨慕的大型國家企業，行業好、福利佳，只要不做出公然挑戰上級的事，一輩子安安穩穩地待下來，退休金每月輕鬆五位數不說，退休時一次性領走的六位數養老補助金就夠好多人羨慕。更何況她老公工作表現一直不錯，部門主管外派他去邊疆地區，類似公務員升遷前的下基層鍛鍊，待夠一年就能升遷調任回來。這對在單位裡沒有任何靠山的他們而言，簡直是天大的好機會。自此，小倆口就開始了熬人但有盼頭的異地生活。

滿一年時，上頭說政策有變，以前邊疆地區鍛鍊一年的規定，現在要延長到兩年，反正一半都熬過了，有些事咬咬牙總能過去，第二年的時光，就在兩口子來回奔波的飛機上慢慢悠悠過去了。果然，佳姊的老公收到調職令被調了回來，不過調職令是他新上司發的。新上司那個位置原本應該是他的，也就是說，**分居兩年，除了賺到些芝麻補助外，本該到手的那個大西瓜在瓜熟蒂落後被別人抱走了。**

這樣的結果，使得佳姊的老公跳槽去了一家同行業的諮詢公司，然後就有了前文提到的那些升職、加薪的故事。佳姊說，這個虧吃得值得！中國有句老話叫「吃虧是福」，**我覺得如果能趁早吃虧，更是大福**。

儘管人生急火燎原，也不是凡事都能趁早

說起「趁早」二字，最著名的要屬張愛玲的那句「出名要趁早」了。從小到大，我們總希望那些有用的事、好事都能盡快在自己身上發生。

上學要早，因為萬一日後高中、大學考試失利需要重來，年齡上有優勢；到校要早，因為一日之計在於晨，頭腦清醒不但學習效果好，還能博得老師的好感。睡覺要早，因為早睡早起才能身體好。成家要早，因為知道了柴米油鹽有多貴，才能明白生活的不易。結婚要早（但太早談戀愛不行），因為成了剩女就不好嫁了。生娃要早，因為身材恢復比較容易。發財要早，因為怕追不上父母變老的速度……。

所以，我們的一生就是一場趕個不停的馬拉松，生怕落在別人後頭。

其實，**我挺喜歡這種急火燎原的成長方式，它帶給我一種生活奔騰不息的感覺。**雖然不是所有的事情都適合趁早，例如衰老、死亡；也不是所有的事情都可以如你我所願地趁早，例如發財、出名、好運氣。**但既然吃虧無法避免，還不如趁早來臨得好。**總而言之，我覺得「吃虧要趁早」是這個世界非常有誠意的一句話，沒有智慧、不跟你掏心窩子的人，是不會輕易說出口的。

你越早經歷那些遍布在周遭的險惡與險情，才能越早明白涉世之艱，逼迫自己練就一副火眼金睛、鐵打金身，從此，後面的路就能多一些坦途；你越早經歷那些不懷好意的人心與偽善的感情，才能越早明白誰是能夠於患難中安心託付的那一個，誰又是要敬而遠之、此生再無必要往來的那一位。

初戀遇上奇葩壞男人，成就日後真愛良緣

我大學好友小妮過去就是先遇上了壞男人，才覓得現在的真愛良緣。

回想起來，我至今都覺得該男奇葩得像個傳說。兩人於網路相識，在不同的城

市上學，他是小妮的初戀。做這個背景交代，是希望各位能對小妮接下來的愚蠢多點寬容，畢竟情竇初開的少女在第一次的感情經歷中犯傻，是一件能夠被容忍和原諒的事。一般壞男人的那些惡劣行徑：動輒搞失蹤、態度冷淡、和女生搞曖昧，他一件不差地都來了一遍，做法重複、劇情雷同，就不贅述了。我之所以說他奇葩得像個傳說，是因為這個壞男人有三件事一再挑戰我的底線。

第一，小妮去他所在的城市看他，壞男人不帶她見任何朋友和同學，衣食住行所有費用都是小妮自理，唯一一次請客是他帶小妮去校門口串門子。但壞男人來看小妮，卻以「你住的城市生活開銷太高」為由，衣食住行全部讓小妮買單，就連回程的火車票也不願自己掏錢。

第二，壞男人會以五花八門的理由找小妮借錢。例如，「我們宿舍遭小偷了」、「睡我下鋪的兄弟女友懷孕了，我把錢給他們去墮胎了」。誰教人家是初戀呢，無論多大的火坑小妮也跳了。可這廂壞男人借著錢，那廂小妮就在與壞男人搞曖昧的女生的社群網頁裡，看到對方秀出了禮物——今天親愛的給我買了這條項鍊，真是百搭呢！並附上一張壞男人和她的逆光側臉照。

第三，分手幾個月後，壞男人在電話裡說自己得了癌症，畢竟愛過一場，希望小妮能原諒自己過去那些太瞎的行徑，現在別無所求，只想在臨死前再見她一面。不顧我們幾個好友的一再懷疑、勸解，小妮都信以為真、傷心欲絕，第二天就坐飛機去訣別了。然後，壞男人紅光滿面地出現在她面前。原來壞男人和小三分手了，揮著「非常想念小妮」的旗幟，實則是無聊且缺錢花把她騙了過來，想讓她陪玩、陪吃，當然全由小妮買單。

好吧，我知道你們肯定會忍不住吐槽小妮，因為這事兒我一點也沒少做。可是，身為好友，最多也只能用「年輕時，誰沒遇過幾個壞男人」來安慰她。不過也多虧了壞男人，才讓小妮在分手後成為「渣男剋星」。在之後的戀情中，對方人品如何，有什麼歪拐腸、鬼心思，小妮就像緝毒犬一樣嗅覺靈敏，**該罵就罵回去、該分手就分手**，**真是上可小鳥依人、下可理智成熟**，而她也正是因為這份比例恰好的矛盾，才讓現在的老公欲罷不能，乖乖跳上婚姻這艘賊船。

每次看到小妮在網頁上放閃，照片裡她靠著老公的肩膀笑得毫無設防、燦爛無比的樣子，我就感嘆當初那個壞男人也算是行善積德了。

活得明白，需要的是經歷，不是時間

相聲演員郭德綱曾說過一段話，大意是：**活得明白，需要的不是時間，而是經歷**。從出生就挨打，一天被呼八個巴掌，到你二十五歲就成了鐵金剛、活羅漢，什麼都能不在乎；若從小一帆風順，到六十五歲走在街上，被人瞪一眼就能當街猝死。所以，既然我們無可避免總要吃虧，那還是趁早來得好。

你早點在錢財上吃虧，才能更早明白天上不會掉餡餅的意思。

你早點在人情上吃虧，才能更早明白求人不如求己的真諦。

你早點在感情上吃虧，才能更早明白什麼是真愛。

你早點在健康上吃虧，才能更早明白身體就是本錢這句大實話。

沒有誰的一生會一直順風順水，早點吃虧、早點長記性；早點把玻璃心換成鑽石心、早點學會處變不驚，以後再碰到旋渦暗礁，才不會磕得頭破血流，失去翻身機會。所以，下次吃虧時不妨想想：**還好是現在這個年紀，還好一切都來得及**。

什麼才是最好的時間管理？

對於我這種講求效率又非常容易察覺時光易逝的人來說，在我沒有做正經事的每一秒（以及休息時的每一刻），都覺得自己是在對人生犯罪。也許正是因為抱有這樣的觀念，我才如此厭惡睡覺這件事，總幻想著某天能發明一種藥水，可以讓人一直醒著且不覺得勞累就好了。

說起睡眠，插個題外話。現在很流行「睡商」（睡眠商數）這個詞，意思是指一個人的睡眠品質和其智力及健康狀況的比例。我在網路上找了老半天也沒查到這個概念源自何處，所謂「美國學者提出」究竟是誰也沒說清楚，但暫且我們就先承認這個定義的合理性吧。

睡商和智商（ＩＱ）、情商（ＥＱ）一樣，也有高低之分。睡商高的人，他們的特質是：身體健康、精神煥發、皮膚光亮、思維敏捷。而睡商低的人，則有以下五種類型：

第一種，輕視睡眠族：認為睡覺是浪費時間，該睡覺的時候，他們可以看書、工作、娛樂、喝酒……總之就是不睡覺，窮極一生要與睡魔搏鬥。

第二種，主動不眠族：生怕別人問「你怎麼這麼早就睡啦？」，所以說什麼就是不睡覺，視深夜兩點以前入睡為奇恥大辱。這類人士就怕自己睡得太好成為異類，搞到最後想睡好也辦不到了。

第三種，恐慌失眠族：最擔心和別人一樣失眠，偶爾一次睡不好就情緒緊張，害怕失眠會讓生活不順，其結果可能由業餘睡不好轉為正式失眠一族。

第四種，挑剔睡眠族：任何原因都會害他們睡不好，有各種頑固的睡覺舊習，要他們適應新環境和任何動態的改變，都需要漫長的時間。

第五種，犧牲睡眠族：被動失眠的最佳表現。往往是陪著別人不睡，為了別人的利益，犧牲自己的睡眠時間。

關於我在時間管理上的各種努力

我個人有點接近第一種類型，但絕不會因為娛樂消遣、無所事事而犧牲睡眠。我只是單純認為睡覺浪費時間，希望能把時間用來做更多正經事，例如工作、讀書、提升技能、鍛鍊身體，可是有時候我也會質疑自己的判斷：**為什麼只有這些事才能算是人生中的正事？**

我很懷疑對高睡商的定義「身體健康、精神煥發、皮膚光亮、思維敏捷」，這類描述在華爾街、矽谷的成功人士和菁英們身上可以見到，但我很難相信他們大多數人會有足夠的睡眠時間和良好睡眠品質。

還是說回正題吧，由於習慣性對時間感到敏感（甚至恐懼），我成了一個睡商比較低的人。但**一味減少睡眠時間絕對不是好事，關鍵是要有效率地利用醒著的時間**，這就得談談時間管理這個概念了。

過去很長一段時間，我都把時間管理看作技術問題，嘗試過各種方法。例如，我會用手機定時二十五分鐘（番茄工作法），讓自己專注在這個時間內把一件事情做好，不受其他事物的干擾；我列出每日待辦事項列表，按「要事第一」的概念排序、努力完成；我記錄自己做每一件事情的精確時間，然後每晚睡覺前盤點，看看哪些時間還能再被壓縮、擠出來。

除此之外，我還熱衷關注各種流行的、經典的時間管理工具。例如用「Left」這款App，來提醒自己的一生已經走過多少小格子、可能還剩多少小格子，以此提醒自己珍惜時間，不做無用的事；或者用「Forest專注森林」這個App，來逼迫自己專心致志，不到自己設置好的三十分鐘絕不去看手機；更不用說身為蘋果手機的忠實粉絲，我把內建的一套完整的時間管理軟體——日曆、提醒事項、備忘錄用得多麼得心應手了。

事實證明，時間照溜不誤，對浪費時間後的心虛和內疚感卻很難減弱。為什麼掌握了那麼多時間管理方法、熟知那麼多時間管理工具，我還是不會管理時間？很簡單，**因為時間管理根本與技術面無關**。

你是在管理時間還是浪費時間？

時間管理當然有捷徑可循，書店裡兜售那麼多方法論，總會有一些用處。每個人都可以摸索出一套自己的時間管理法。不過在我嘗試過諸多管理技巧和工具後，最終還是全部放棄了，原因有二：

第一，那些方法讓我很難堅持下去，也許對部分人很奏效，對我卻是負擔大於效果。就拿經典的番茄工作法來說吧，每回設定二十五分鐘專注工作，對我來說根本不夠用，見客戶、開會、團隊討論時，我哪有可能突然喊停說：「我定時的二十五分鐘到了，現在我得休息三~五分鐘。」

第二，使用時間管理工具往往會浪費更多的時間。本來隨手一記就可以解決的事，現在卻要打開手機、進入App、輸入待辦事項、設置好截止日期，完成後還要記得點一下「已完成」，整套流程走下來，感覺形式大於實際意義。

最好的時間管理技巧，用起來一定是得心應手、不費力、不耗費額外精力的，所以我放棄了那些理論、工具，找出了屬於普通人的時間管理之道，主要有三點：

◎第一，追求記錄的便捷性而非工具

我有一個隨身、隨處攜帶的小本子，比手掌略大一些，然後把待辦事項（例如十點開會、下午兩點打電話給客戶Ａ）、重要事情（今天一定要提交年終總結、約了十一點去醫院檢查）、容易忘記的事（取快遞、上網繳電費）一股腦兒全記在上頭，**每頁只寫一件事，而非把事情都羅列在一張紙上**。這麼做有一個好處，就是如果突然發生意外，可以在那頁紙張的空白處繼續追加處理方式及進度更新。當該事完成後，我會把這頁的一角折起來，提醒自己不用去翻看了。

當然，我不可能時時刻刻和這個小本子形影不離，當它不在手邊而又發生了一件需要記錄的事情時，我會用手機寫下來（畢竟手機幾乎已是現代人的貼身裝備），提醒自己把這件事登記在案，確保不會遺漏。

◎第二，小事必須多工處理

我有一個原則是：做正經事、大事時盡量留出完整時間，爭取一口氣完成，無論是三小時、半天還是一天，如果這件事需要你花時間、耗費腦力和精力才能完成，那就一定要盡可能為它多留時間；而不需要操心、無須花費太多腦細胞的小事，則要秉持多工原則做完。

工作和生活中有很多這類小事可以搭配組合去完成，例如：一邊整理提案資料，一邊瀏覽郵件（不是回覆郵件）；開形式主義的會議時，在腦海構想專案的PPT架構；洗衣服的時候一邊聽電子書。關於小事，它應該符合這樣兩個條件：**你做起來不費力；短時間（十分鐘以內）能搞定。**

◎第三，從自己最想做的事開始

雖然「要事優先」這個原則已經被尊為神旨，但對於很多人來說，執行起來真的很困難。如果能堅持完成還好，若是半途而廢，你還會因為浪費了大量時間卻沒有完成而沮喪、生氣，連帶也影響其他事情的進度。而且「要事」本來就是主觀性很強的概念，有些要事可能悲壯色彩略重，讓人一想到就覺得壓力很大；有些要事也許因為你當天心情很好，或者別人誇獎了你、突然自信爆棚，而使艱鉅的要事成了「易事」。

所以，**在眾多待辦事項中，不妨先從自己想做的事情開始處理**，讓自己漸入佳境，一件接一件地完成手頭所有的事情。

時間管理說到底，是人生觀的問題

以上三點說穿了還是偏技術面，但如果你不弄清楚「究竟什麼事對自己是最重要的」、「自己的目標是什麼」、「究竟想成為什麼人」這類問題，可能再多方法也是枉然。

時間管理說到底是人生觀問題。我相信每個熱衷時間管理的人，都非常在乎自己有沒有浪費時間，但你一定得先問問自己：**我如此高效地想完成一件事是為了什麼？**經過管理後多出來的時間，我想做些什麼？而當我為了追求效率，必須讓一件事情的效果打折扣時，我又有多高的容忍度？如果上述問題你沒先思考過，那麼所謂的時間管理，就只是流於形式罷了。

對我個人來說，我會想各種辦法讓自己在做事時動作更快、完成度更高，例如同時處理好幾件小事，行動時永遠風風火火，在任何等待的時刻——例如排隊等車、等候就醫——一定要同時做些其他事，比方說看書、寫大綱、重整各項素材，絕不允許自己乾等，或四處晃悠，這些行為都是為了能擠出更多的時間讓自己寫書稿、寫專欄。

寫作在我人生中是一件正經事，不像寫日記記錄心情那樣隨意，所以我必須盡可能地調度完整時間給它。和很多寫作者不同，我無法在機場候機、或在咖啡館閒坐時拿出電腦寫稿，這對我來說太過倉促和緊迫。我寫稿子時一定要端坐在書桌前，留出至少三個小時的時間。

因為有了「要寫稿」這個目標，我才有動力想方設法地偷時間，明白哪些行為可以緩，哪些行為必須緊迫，或者根本無法達成。**在這個思考的過程中，所謂「時間管理」也就自然而然執行起來了。**

很多事情表面上看來是行為方式的問題，其實都與我們的終極目標「你想追求什麼樣的生活、想成為什麼樣的人」有關，時間管理也不例外，而所謂的技術、方法，不過是讓我們在實現目標的道路上能走得更順暢一些。

抵抗懶癌，只需要這七招

懶惰是人類的原罪，像我這種向來對自己心慈手軟的人，從不指望能打敗它，但如果一輩子就這樣懶惰下去，也實在沒什麼出息，畢竟持續發懶也需要毅力，以及另外耗費心力去對抗來自上進人士的責備。偏偏這兩樣我都沒有，至多也只能在發懶的時候想一些怪招兒，暫時將之遏制，如此才能算是不辜負這一生。

不過，通常那些科學的、積極的方法——例如把大目標拆成更小的目標去逐個擊破，或者先從最簡單的事情做起，然後漸入佳境，又或者學習規畫、審視、監督自己等方式——完全不適合我。我都懶得動彈了，還要去想著拆解目標、判斷事情的難易程度，難度未免太高。所以，大家暫且拋下那些所謂的科學方法，跟我一起試試這七個易操作又有效的抗懶奇招吧。

◎第一，洗個澡，換身衣服

這招看起來和抗懶沒什麼關係，但其實大有關聯。首先，犯懶的大部分時候也是整個人精神萎靡的時候，此時沖個澡，能讓人迅速精神抖擻、清醒不少。其次，洗澡後你會有一種全身上下煥然一新的清爽感，此時再換上一身新的衣服行頭，就算不及浴火重生，也絕對有洗心革面的感覺。

所以，**一旦開始犯懶，馬上來一場說洗就洗的淋浴（記住，是沖澡，不是點滿蠟燭、充滿著芳香的泡泡浴）**，最好再用一些觸感清涼、氣味提神的沐浴用品，然後從頭到腳、從內到外都換上乾淨的衣服。此時，你再去照鏡子，會發現自己越看越像追趕朝陽的好青年。

◎第二，換個令你奮發的環境

當偷懶的心開始發作時，越讓你留戀、不想離開的地方就越容易滋生懶惰，這個時候，最需要做的就是換個環境。

像我這麼容易偷懶的人，有兩個地方是不敢待的：一個是家裡，另一個就是安逸的咖啡廳。**家對於我來說是可以做任何事，但就是不該與辛苦、勤勞沾上邊的地方**，所以在家裡工作、學習、打字，我會良心不安，覺得辜負了這個地方；而咖啡廳——特別是安靜、閒散的那種，不就是為了讓人類盡情發呆和賣弄風情才存在的嗎？為什麼要在這樣的地方耗費腦細胞呢？喝一口咖啡，讀五分鐘書，看窗外放空三分鐘，再轉回視線發呆十分鐘，才是泡咖啡館的標準模式吧。

幹正經事兒時，我一定會找那種讓自己不容易閒散或發呆的地方。之前在國內我會去圖書館；開始工作後，週末如果需要加班、讀書，我也會去社區圖書館開工。來美國後，我更喜歡待在學校實驗樓的自習區。

主要是因為學校圖書館的冷氣太強，我受不了，而自習區的好處是身邊有一堆老外，他們要嘛獨自一人——用一張寫滿了對知識渴望以及對未攻克難題誓死不休的堅毅臉龐——對著電腦打字；要嘛就三五成群，在擺滿了書本和電腦的桌子前，手舞足蹈又一本正經地一邊討論，一邊在白板前寫滿各種公式和符號，感覺就像是肩負了保衛地球和人類的使命一樣。**在這樣上進的人群中，我怎麼好意思偷懶呢？**硬著頭皮也要裝成勤奮好學、熱愛知識的樣子吧。

◎第三，找個大魔王來逼你

這招我自己還沒試過，但周圍有不少人用了，且宣稱效果顯著。簡單來說，當你需要完成一件事但又懶得邁出第一步時，不妨告訴身邊那個最有威嚴又最愛管教你的人，讓他時不時以逼迫的口吻碎唸你幾句，直到你不得不給自己下最後通牒，你要做的事八成也就被逼出來了。

我有位朋友特別不喜歡做程式設計，但導師給他安排的工作就包含了這項，他從週一拖到週三就是不想做。然後從週四開始，他時不時就去導師那裡晃悠一圈，討論點問題、學學實驗操作，導師隨口問了句：「你工作完成得怎麼樣了，何時可以交件？」在那個瞬間，他脫口而出：「我四十八小時內搞定交給您。」導師滿意地點點頭，**然後我這位朋友就充滿激情地回去填自己挖的坑了。**

我問他沒事幹嘛招惹導師啊？他說：「我就是希望他砸個最後期限給我，這樣我才有幹勁！」照這個邏輯看來，**自己給自己規畫的最後期限總是缺少權威感，非得要由別人來逼你才行。**

◎第四，以毒攻毒，澈底地犯懶

這招雖然有點牽強，但還是有一定的治療功效。當我實在連一丁點兒正事都不想做時——包括上廁所、吃飯——**我會讓自己澈底懶下來**。要嘛挑個自己喜歡的姿勢進入追劇模式，要嘛找個地方玩一天，做什麼都行，**總之越糟蹋時間越好**。

然後，當夕陽西沉時，我會開始回憶自己這一天做了什麼。我發現自己面對的，要嘛是滿桌子吃剩下的零食，要嘛是電腦裡留下的追劇歷史紀錄，要嘛是玩了一天後的腰痠背痛，結論就是一事無成。**在那一瞬間我會非常難受，然後內心裡的小宇宙就開始啟動了**，我會趕緊打開書本學習、做專案計畫書、寫書稿，以此拯救一下自己昏死過去的靈魂。

到了晚上我終於躺在床上時，回想一整天的歷程，覺得自己對人生還算負責，對人類還是有一丁點兒貢獻的。

「放縱→自虐→拯救」，三步一氣呵成，內心跌宕起伏，無比痠爽。

◎第五，喝點心靈雞湯，找點刺激

我並不是鼓勵你看那類動不動就強調〈光芒萬丈〉、〈相信明天會更好〉的心靈雞湯文（當然，如果它們對你有效，請繼續）。這個世界上能鼓動人心的東西很多，選擇適合自己的一款很重要。

例如，你今天特別不想去健身房，那就找出你喜歡的運動明星，看看他們的訓練集錦，或者為內衣褲代言的露肉廣告，看看那滿臉的汗水和閃閃發亮的肌肉會不會刺激你；你今天特別不想花費心思研究美食，那就翻出之前發在社群網頁上的美食照，重溫一下那些按讚數和底下留言褒獎帶給你的成就感。

這種觸類旁通、敲山震虎的方式對我還是能發揮作用的。每次犯懶不想敲鍵盤時，我就會翻翻作家訪談錄之類的書，看看史蒂芬．金如何在車禍後用寫作重燃生命；看看安伯托．艾可如何在走路和吃飯時創作出一章內容的；看看海明威如何每天堅持站立幾小時完成創作……此刻，我那顆懶惰的心已然有些活絡了。

然後，在默唸幾遍某某作家高達九位數的版稅後，嗯……**我整個人不是清醒，而是炸裂了**。此時此刻，沒有什麼能夠阻擋我求上進，於是我開始奮筆疾書。

◎第六，腦補一下，懶了二、三十年後，自己的犲樣

我將這招暱稱為「腦洞大開、坑死自己不償命」，既然無法在現實中對自己下狠手，總可以在想像時給自己來點猛料吧。

當然，我也承認這種未來的存在：一直懶下去，然後某天突然中了五千萬的彩券，後半生輕奢地過，也能活得挺滋潤；一直懶下去，然後某天突然有位霸道總裁愛上了你，宣稱非你不可，他剛好也喜歡你懶散的樣子，後半生你靠著他也能活得挺滋潤；一直懶下去，然後某天大家突然中了「誰勤快誰就死得快」這種新型又無可救藥的病毒，你的身邊再也沒有誰敢勤奮工作，世界上再也不流行「勤勞就是美德」這種說法，自此世界大同，終於可以懶得心安理得、高枕無憂了。

任何人都能用上述這種樂觀的腦洞大開，來為自己的懶惰開脫，但我真的無法愉快地沉浸在這些美好的畫面中。所以，我為自己腦補了另一套險惡無比的想像，通常它長這樣：

因為自己懶癌一直發作，幾十年後我美貌（請允許我假設我有）盡失，身材已經完全分不出前後左右面，僅有的一點知識和見識，也因為不思進取、入不敷出，

終於成了新時代的文盲；而此時我的另一半雖然滿頭銀髮但風采依舊，因為學無止境的信念在他心中根深柢固，所以他成了讓很多人敬仰的科學家。即使到了耳順之年，他還是沒有放棄靠著自己的智慧，持續替全人類發光發熱，然後一不小心就摘取了諾貝爾某某獎的桂冠。英國詩人拜倫那句膾炙人口的「事隔經年，我如何賀你？以眼淚，以沉默」，用在此處真是再合適不過了。

接著我會問自己：「這種與另一半天差地遠的婚姻關係，我還會想要嗎？」**如果腦補完如此悲慘的畫面後你還能懶下去，那就證明了你對懶惰是真愛。**

◎第七，發毒誓，以自己的最愛作賭注

每次看到電視劇裡動不動就有人伸出三根指頭，信誓旦旦地賭咒自己時，不免覺得既幼稚又好笑。但如果讓你有模有樣地舉著手親口發毒誓時，我想任何人的內心都還是會有幾分畏懼的。因此用這招治懶癌，我認為也頗有效果。

友情提示一下：**所謂毒誓，必須用自己個人最愛的事物作為賭注**，不要牽扯到其他人身上，不管是你愛的人還是你恨的人，那都是沒有用的。

就拿我來說吧，我人生的一大信念就是無辣不歡，活著的每一天，我可以放棄水果、放棄零食，終身茹素，但如果誰剝奪我吃辣的自由，我會立刻與之翻臉、恩斷義絕。

當我重度犯懶又真的需要一些外界力量來刺激我時，我會對著蒼天鄭重其事地說：「如果我今天不完成某某事，就讓我失去味覺，永遠享受不到麻辣帶給我的快感。」然後下一秒我就會深深地後悔，開始捶胸頓足：「有必要賭這麼大嗎？」；緊接著就是害怕——萬一真靈驗了呢？最後，我內心勤奮的小陀螺就在這種又悔又怕的複雜情緒中爆發了。

如果以上七招你都嘗試後，對抵抗懶癌還是無效，那只能證明一個事實：你實在不適合在地球安居樂業，還是趕緊回懶人星球逍遙快活吧。

第三章 選擇焦慮

人生最大的失敗不是輕易放棄，
而是搖擺不定

關於人生，你是不是誤會了什麼？

你曾對自己的人生有過什麼誤會嗎？

例如像我一樣，學生時代寫作文經常被拿來當範本，在全班或別的班級朗讀；得過一些獎項，就以為自己在寫作方面挺有天賦。直到去年，我開了微信公眾號，開始在網路上發表文章、給其他媒體寫專欄，天天把發文當成正式工作處理，這才發現這麼多年以來，我真是誤會自己的才華了。

雖然比我不會寫的人有很多，但比我會寫的人更多。過去的我不知天高地厚，**以為自己能玩弄文字於股掌中，現在驚覺原來自己才是被玩的那一個**。這個體悟令我難免偶爾自我懷疑一下，產生「世界這麼大，會寫的人這麼多，哪輩子才能輪到我混出頭？」這樣的質疑。很多時候，我們太容易被自己迷惑，把擅長的那一點當成了天賦，以為憑藉於此就能嶄露頭角、一舉成名。而事實是，在某一方面，我們也許確實比別人強了那麼一點點，這多出來的一點點，**就好比你恰巧比別人五官端正了些、身材勻稱了點，但又絕不至於達到「只因在人群中多看了你一眼，再也沒能忘掉你容顏」的程度。**

這就尷尬了，人人都想靠自身實力脫穎而出，但實力往往不太爭氣，讓我們無法稱心如意。更尷尬的是，除非受到刺激或挫敗，否則，我們很難自知：「原來我對自己的誤會這麼深啊。」

別把自己的夢想看得太聖潔

怎麼辦？難道就此作罷嗎？這還真不失為一個好主意。周杰倫在《稻香》裡不是唱過了嗎？「追不到的夢想，換一個不就得了。」沒有誰的人生非要如此不可。

就像我在美國認識的莉莉，她是生物學的博士後，從大學起便選讀本科，賣身給生物學總共十二年，後來，她放棄這項專業去做了代購。

莉莉因為曾經在班上生物永遠考第一、大學考試時又因生物競賽加分，進了國內前五名的學校，所以她堅信自己將來一定會為人類做出傑出貢獻，並站上諾貝爾的領獎臺。來美國讀博士以後，看著身邊一波又一波的強者在眼前晃悠，她才**明白自己的那點天賦連談資都算不上，頂多就是個冷笑話**，然後她就頭也不回地跑到海外代購的大軍裡了。

我問莉莉，你後悔嗎？十二年的全心投入說丟就丟了。

莉莉說，會惋惜但不會後悔，畢竟自己沒有一條路走到黑。雖然停損得晚了點，但現在做代購每月月入十萬不也補回來了嗎？

所以，別把自己的夢想看得太聖潔。世界那麼大，一生不算短，老天爺給了每個人足夠的空間去挑選，而我們要做的，就是懂得**在該堅持的時候咬緊牙關，該放棄的時候別硬逞強**。

「有心栽花花不開」是人生對我們開的玩笑；「無心插柳柳成蔭」是命運給我們的奇蹟。但總有那麼一小撮人，即使到了太平洋也淹不死他們的賊心，非要在一條路上殺出個天下無敵才肯甘休。**怎麼救？不用救**，就像心靈作家莊雅婷說過的，**一錯到底，也是對的。**

別人怎麼選擇，都不關你的事

如果一個人真能收起左右搖擺、不顧他人勸阻，冷眼看待別人的質疑和否定，橫下一條心走到黑，看上去是喪失理性，但這往往也代表著他正在匯聚自己的所有力量一頭栽下去，猛紮猛打，早晚也能鑿出個洞，看到世界的另外一副模樣。

雖然作家錢鍾書說很多人是錯把熱情當天賦，但**能夠對一件事一直保有熱情，誰又能說不是一種天賦呢？**

人生最大的損失，從來都不是輕易放棄，而是搖擺不定，浪費了所有感情和精力。倒不是我熱衷於灌各位心靈雞湯，而是儘管美國第一位富豪洛克菲勒的著作《只有偏執狂才能成功》熱賣後，為「一條路走到黑」這個觀念加持不少，但我們都知道**大部分人其實不敢（或不能）一條路走到黑；剩下的則是走到最後才發現，自己原來只是進了一條死胡同；只有極小部分的人最後能等到光明。**

一路走到黑的尷尬在於，走到最後你發現，自己動用對抗全世界的勇氣和決心並沒能感動上天，當然，上天不會辜負你——祂不但賞了你一記響亮的耳光，還順帶補上幾句風涼話，嘲笑你死心眼。可是你心底也明白，很多時候只要調個頭，或者稍微換個方向，就不必一直撞牆、白白流血流淚。儘管人人都有選擇的自由，**我們依然不能嘲笑或指責那些選擇一錯到底的人。原因很簡單：不關你的事。**

很多來美國留學的中國學生，都做著一場美國夢。他們當中有的人花了大把錢讀傳媒碩士，最後卻成了肉類加工廠的文書管理員；有的人博士畢業就收到國內知名大學、企業拋來的橄欖枝，待遇好到幾乎算得上走到了人生巔峰，但他們就是能淡定地放棄那些錄取通知，甘願擠破頭去拚一個一週工作七十個小時、工資少得讓人挺不起腰桿，學校名氣也總在排行榜上很末端的教職名額，這些持教鞭者最大的休閒，大概就是週末一個人在辦公室玩玩英雄聯盟（LOL）吧。

再想像一下他們回國後可能過上的另一種生活：頂著海歸博士的光環，進入大學當教授，算上各種補貼，年薪超過三百萬，簡直就是大城市丈母娘的金龜婿，待嫁女青年搶奪的鑽石王老五。這時，再對照他們的選擇，你很難不發出「何必呢？死腦筋一個！」的感嘆。但無論旁人覺得多荒謬，這也是他們自己的選擇。

就像有人會嘲笑美國夢多麼虛妄，也總有人把它當成沒爹、沒錢、沒資源，卻是讓自己人生翻盤的唯一機會；有人不理解怎麼能拋棄「父母在，不遠遊」的古訓，也總有人拚死想留在美國，不過是為了躲開不堪的原生家庭。

在對方開口尋求你的看法前，請保持沉默

所以，「一條路走到黑」遠非我們表面看到的那樣，只要下決心、有勇氣或一股傻勁兒就可以了。它可以是一個人對自己能力的莫名自信、對夢想的堅定執著、對原來生活的逃離、對未來人生的幻想、甚至純粹只是為了執行當初一個錯誤的規畫——因為無論對錯，他們都要做自己的主人。

大概，人與人之間精神上最遠的距離就是，我們無法真正懂得另一個人的想法。無論是擺正自己的位置後及時止步，還是抱著謎一般的自信一錯到底，當對方沒有尋求看法時，請務必保持沉默。因為，**除非一個人自願，否則他沒有義務承受別人的評價，而我們一廂情願的評價往往會傷害別人。**

更何況，一條路走到黑，萬一你選對了，走出來了呢？

別用努力來掩飾你的懶惰

我爸最愛和我講的一個故事，是關於他的同事林先生，這二十多年來我聽了不下上百次。

四十多年前，林先生被分配到爸爸所在的工廠，成了一名工人。那是一家大型國家企業，穩定、待遇尚好，是很多人夢寐以求的工作單位。廠裡的工人們和我父親一樣，上班時出苦力幹活，休息或下班時大家聚在一起打撲克牌、下象棋，和樂融融。能分配到這裡工作，按理說應該知足，而林先生卻顯得格格不入。

大家都在打牌、下棋時，林先生總是在休息室的角落讀高等數學、背英語單字。那是一個不太看重知識的年代，工人是社會主義的主人，林先生這樣的舉動難免遭人嘲笑，可他依舊我行我素。他的親弟弟倒是很合群，平常沒事就跑來廠裡找大家玩。爸爸說，印象中他記得林先生訓斥過一次弟弟，大意是這麼好的時間不抓緊學習，以後有你後悔的。

沒幾年恢復了大學考試（編按：中國曾因文化大革命中斷大學入學考試，時間長達十年，後於一九七七年十月恢復），林先生如願考取了理想中的學校。後面的故事你大概也猜得到：大學畢業後他去了牛津讀博士，畢業後留在英國的一所知名大學任職，太太和孩子移民到英國，林先生也成為研究領域裡首屈一指的人物。而他的弟弟，則以工人的身分一輩子蝸居在那個廠子，苦熬到退休，拿著微薄的退休金度日。

這類逆襲的故事我們肯定聽過不少，但真正發生在自己身邊時，人們才會由衷感嘆：在同樣的時代和家庭背景下，像林先生和他弟弟如此相似的兩個人，同時身處低谷，為什麼命運卻如此截然不同呢？

志向高低決定平臺高低

一個人逆襲成功的因素有很多，例如努力、決心、能力。但首先取決於他有什麼樣的志向，因為**志向決定了你如何看待目前的平臺**。低谷對有些人來說是平地，對有些人來說則是深淵。**對於一個認識到自己正身處低谷、想走出它的人來說，必須懷有比這個低谷裡最厲害的人還要遠大的志向。**

這就好比和大媽比賽誰在超市能搶到最多的特價雞蛋，如果你的志向僅限於此，即使是冠軍，也只是贏得了一場和大媽搶雞蛋的比賽。可如果你的志向根本不在此，你壓根不會走進超市。

所以，不要為了競爭而競爭，不要為了努力而努力，**你所有的競爭和努力，首先應該指向為自己設置一個更大的格局、更高的目標。**

問答網站「知乎」的答主「巴赫愛喝胡辣湯」曾說過，假如你現在是一個便利商店的店長，而你從小熱愛寫作，有一定文筆基礎，你心裡一直隱隱約約有一個願望，想成為一個作家，那麼現在可以怎麼做？

也許你會說，我可以利用閒暇時間先打好基礎，例如增加閱讀量、鍛鍊文筆，從長計議慢慢來。但**最好的辦法是「直接活在一個作家的狀態裡」**：有每天表定的寫作時間、有自己固定的作品輸出平臺、積極約稿和投稿，弄一張電子名片以介紹和展示自己，總之，你得像一個真正的作家那樣，不斷寫出有深度和新意的文章。

每一個華麗的逆襲，都離不開默默的堅持

設定好高於目前身處的平臺目標後，最主要的就是堅持——不是順境中按部就班、依靠自律的堅持，而是那種**不會因為環境變化、他人質疑動搖和改變的堅持**。

在這方面，我很佩服劉備，因為他在人生落魄到賣草鞋的時候，想的依舊是如何光復漢室，而非如何成為草鞋界的一哥。縱觀劉備的一生，你會發現他的大半生都在東奔西走，過著顛沛流離的生活，四十八歲時都沒有占據片瓦之地、也沒有自己的基業。大家要知道，那個年代能活到六十歲已是高壽，劉備的狀態就相當於現在一個人奮鬥了大半輩子，到了六、七十歲還沒有什麼產業，然後賊心不死地說要超越阿里巴巴、擊潰馬雲。聽起來很天真，可也正是因為這份矢志不渝，他才會在賣草鞋時，慧眼發現了關羽、張飛，打著小算盤謀劃了史上最有名的一次拜把子——桃園三結義，之後更三顧茅廬請孔明，最終成為三國時期蜀漢開國皇帝。

不過，當我們下定決心去堅持某件事情的同時，也別忘了告訴自己：**堅持未必就會有回報**。

我有一個朋友辭職創業，每天過著除了閉眼睡覺的四、五個小時外（他甚至宣稱自己有時睡覺也夢到在工作），時時刻刻都處在拚命的狀態。很不幸，他沒能成為「風口上的豬」，第一年虧了十幾萬；快到山窮水盡時，他聽到了馬雲爸爸著名的「今天很殘酷、明天更殘酷、後天很美好」的豪言壯語，又死撐了一年。我們以為之前已經是拚到極致了，沒想到這一年他還能更拚：通宵整理商品目錄、和投資人諜對諜、用嚴苛到公司員工幾乎要和他反目成仇的態度做產品……。就這樣，一年之後——他再次虧了十幾萬。最終成了馬爸爸那些金句裡的最後一句——「但是絕大部分人死在明天晚上」，沒能看到後天美好的太陽。

很意外嗎？其實真的還好。現實不是熱血漫畫，本來吊車尾的主角，在作者畫了他經過兩話的特訓之後，就會一下成為優等生；現實也不是童話故事，不會出現驚喜的轉折、沒有善良仙女的拯救，更鮮有圓滿結局。**現實的真面目是，有可能在你付出很多努力和堅持後依然沒有回報**。只有認清這個事實還願意堅持、默默往前走的人，才有可能真的實現華麗的逆襲。

我之所以提倡「默默的努力和堅持」，並非要大家一味地蠻幹，而是**堅持做一**

件事應該要包含預測、嘗試、回饋、調整、深入等，成為一個迂迴向上的過程。沒有這個過程，你的堅持和努力只是變相的懶惰。

堅持是一種可以養成的習慣

日本習慣化顧問公司董事長古川武士在《堅持，一種可以養成的習慣》一書指出，培養各種習慣所需要的時間都不同。培養一個行為習慣大約需要一個月的時間，例如讀書、寫日記、整理、節約等；培養身體的習慣，諸如減肥、運動、早起、戒菸等則需要三個月；至於思考習慣，例如邏輯性思考能力、創意能力、正面思考等，大概需要六個月。此外，這本書也提到，培養習慣的三個時期分別是：

- 反抗期——困難重重，很想放棄。
- 不穩定期——容易被環境所影響。
- 倦怠期——提不起勁，感到厭煩。

也就是說，**養成一項行為要經過三個階段，時間大約是一個月**，過了這三個階段，持續進行後續習慣時，你要花費的精力相對來說就比較少。

階段一：反抗期（第一天～第七天）。針對反抗期，有兩個具體對策：對策一：從嬰兒學步開始；對策二：簡單記錄。

嬰兒學步指的是**不要大規模進行改變，從小處著手比較好**，例如想學英語，可以從每天十五分鐘開始，不要剛開始就強塞幾個小時，你一定會吐出來。簡單記錄是培養時間管理的方式之一，以十五分鐘為單位，詳細記錄你運用時間的狀況，持續觀察兩週。此階段還有三個原則：第一，鎖定一項習慣（不要同時培養多項習慣）；第二，堅持有效的行動（行動規則越簡單越好）；第三，不要太在意結果。

階段二：不穩定期（第八天～第二十天）。不穩定期很容易受到外在環境影響，此時，建立「持續行動的機制」是最重要的。對策有三：行為模式化、設定例外規則、設定持續性開關。

行為模式化是指把自己想培養的習慣，化為固定的模式（時間、做法、地點）並認真執行。例外規則是指，再周全的計畫，要你堅持遵守一整個月也很困難，因此你要設定例外規則：預先制訂彈性機制，以應對不規律發生的事。要注意的是，**例外規則不是寵溺自己，而是為了讓計畫保持彈性，你也能堅持得更久。**

至於設定持續性開關，則需視每個人的狀況而定。《堅持，一種可以養成的習慣》書中共舉了十二個建議，大致分為兩類，一類是糖果性開關（快感），另一類是處罰性開關（危機感），看自己適合哪種。

階段三：倦怠期（第二十二天～第三十天）。倦怠期是「習慣引力」最後的反抗，一般會使人出現厭煩提不起勁、感受不到培養習慣的意義、因為一成不變而產生空虛感等。其實這個階段的你已經開始適應新習慣了，習慣引力會為了維持現狀而設法抵制你所做的一切。這個時期一定要謹慎對待，**有兩個對策：添加變化，計畫培養下一個習慣。**

添加變化是因為一直持續做一件事情，人會感覺到單調乏味，所以花點心思添加變化很重要，例如你打算學習英文，就多準備一些不同的教材；計畫跑步，就經常變換路線；想要減肥，就在每天的課程上添加各種創意等。

計畫培養下一個習慣則是一種日新又新的概念：思考下一項要挑戰的習慣，並開始擬訂計畫，定好培養習慣之後的努力目標，就會不斷增加好習慣。換句話說，**若想得到豐富的收穫，持續播下習慣的種子是必要的。**

話說回來，對於逆襲這件事，從精神層面到實戰層面，我有兩句非常喜歡的話已充分概括了一切。第一句是電影《駭客任務》裡的一句臺詞，「我不知道結局，真的不知道，我只是相信而已」；第二句是五月天樂團的主唱阿信，在一次採訪中說的：「人要稍微為難自己一點。」

自己挖的坑，自己填

在國外，我曾經看過一則令人啼笑皆非的新聞，與網友約會有關。

一名男子和女網友相談甚歡，堪稱洗滌靈魂，相互看了照片也頗合眼緣，於是決定見面約會（當然不是只有吃飯聊天這麼簡單）。見面後男生發現女方太醜，便拒絕繼續。誰知女生報警說自己遭受了誘姦，員警趕到後了解事情緣由，然後告知男生，如果繼續履行約定則不構成罪行；如果拒絕則按誘姦罪帶回審問後再行處罰。男生沒辦法，只能在民警的注視下回到賓館繼續履行約定。

這真是自己挖的坑，哭著也要填完啊！

這則略帶黑色幽默的新聞，倒是引出了我一些莫名的感觸：**成年人的遊戲規則就是，無論什麼事，自己挖的坑，自己填。因此，少給自己製造產生爛攤子的機會才是正道。**

每個人的成長史都是一部爛攤子蒐集史。年輕時仗著年紀小，我們可以隨意一丟，等著家人幫我們收拾。可當你走上社會後，怎麼好意思讓別人替你處理？更何況，有些事是多親的人都不好接手的，例如上述「約見網友」這種事。

在爛攤子現形前，我們無法預料那將是讓你難堪的事。一件事情，從開始發展到走歪的過程中，通常有三個原因：

◎第一，貪圖便宜

我們總覺得貪小便宜吃大虧是只會發生在別人身上的蠢事，可常常被現實打臉。就像那個被迫履行約定的男生，可能也明白現在的照片就等於「照騙」，各種見光死的網友也不在少數，但他一定就是覺得「萬一對方真的是個美女呢？」、「萬一自己是幸運的那一個呢？」、「萬一我真的可以找到肉體與靈魂都合拍的伴侶呢？」結果他的下場呢？還真是萬一中的萬一啊。

來美國後，我也聽過不少因為想占便宜而讓人心痛的故事。一些大學、碩士畢業的學生，因為無法憑藉一己之力在美國紮根，但又不甘心回祖國，為了留美可謂費盡心機、用盡手段。

我有個朋友的同學，碩士畢業後在費城一家不怎麼可靠的公司實習，因為OPT到期（Optional Practical Training的縮寫，美國移民局授予持有學生簽證者的校外工作許可。學生可利用OPT的合法身分進行合法的實習工作，這也是中國留學生畢業後申請留在美國的常用方式），公司不能幫她辦工作簽，而她又非要留美國不可，所以就找了個ABK（韓裔美國人）大學生交往。兩人迅速同居，ABK住在女生家，女生為他又是下廚做飯，又是洗衣捶背，甚至連房錢、飯錢等所有生活費用，也全由女生負擔。

這個ABK男生家在紐約，卻從沒帶女生到訪，甚至連去紐約市區逛逛都沒有。ABK男生畢業的時候，連招呼都沒打，直接就從學校搬回了紐約，到家之後才通知女生，說他父母已替自己在紐約安排了工作，麻煩把放在她家的物品收拾一下，郵寄回紐約。這男的簡直就是無情啊！可是，這一切又能怪誰呢？

◎第二，高估自己能力

所謂高估自己，就是你的期待配不上你的實力。好比中國熱播的網路劇《歡樂頌》裡的樊小妹，非要去勾搭花花公子曲少爺。她酒也陪喝了、歌也陪唱了、球也陪打了……她以為彼此的關係已經到男女朋友的程度，結果呢，自己父親突然住院要用錢，借不到一分就算了，還被對方用「我請祕書送一千元來」、「成年人不就是你情我願」這樣的話來羞辱。

還有，那部燒腦日劇──《我的危險妻子》，高橋一生飾演的蠢萌丈夫，每次都以為自己能搞定妻子設下的局，可妻子玩出了與學弟聯手鬥丈夫和小三、與丈夫聯手鬥員警、與員警聯手鬥丈夫、與小三聯手鬥丈夫、與姊夫聯手鬥丈夫和小三、與姊夫的孩子聯手鬥姊夫和丈夫、與鄰居聯手鬥員警和保險公司以及丈夫……這一系列漂亮的排列組合（我知道沒看過此劇的人此時已經被繞暈，**你只要記住妻子把所有人都耍了一遍就夠了**）。難怪每次蠢萌丈夫都只能哭天喊地、懊惱無比地陷入永無止境的爛攤子裡不得抽身，都是智商惹的禍啊。

◎第三，缺少堅持的毅力

事物發展的趨勢很少是平穩或一直呈上升趨勢的，遇上波折、峰谷都是正常現象，但脆弱的我們總是容易在低潮時就自我放棄了，於是任由事物崩壞。

我的一位朋友。去年她透過努力減肥，小蠻腰初見雛形，最近我們一起吃飯，我發現她比以前胖了很多。怎麼不到一年就毀成這樣？原來她減肥見效後就心生懶惰了一段時間，結果復胖了。復胖後的她悶到不行，想著過去流過的汗、吃過的生菜居然那麼沒擋頭，一怒之下就放棄了，任由脂肪肆虐生長、體型隨意發揮。

正所謂「破罐子破摔」（編按：比喻某些事物已有了缺點，人們卻不好好修正，反而要將之變得更壞）果然是人類很擅長的技能。

盲目樂觀只會害你被現實打臉

其實爛攤子是無法絕對避免的，能做到減少已實屬不易。在我看來，減少爛攤子的方法有三種：

第一，別太相信突破舒適圈這種事，而是要盡量去做自己擅長、喜歡的事。努力突破自己的舒適圈當然是對的，但知道界限在哪也很重要。若是要我這種數學白痴去給別人補習，就算對方是小學生，我也能釀成一場誤人子弟的重大事故。另一方面，你讓一個喜歡研究數字、精於深度思考的人天天往外跑、要他拓展市場、狂拉客戶……這應該也可以算是某種意義上的逼良為娼吧。

我始終相信**把自己擅長的事做好、做到極致、做到完美的意義和效果，要遠大於隨意而膚淺的廣博和全面。**前者本身就是極好的態度、極高的水準，後者往往會在你自以為是的時候就開始掉鏈子、捅婁子，然後一發不可收拾地成為爛攤子。至於做喜歡的事那就更容易解釋了，最壞的結果是即使你捅了婁子，也願意抱著愛屋及烏的寬大心態去收拾殘局。

第二，多一些警惕和悲觀，少一些期待。凡事過於盲目樂觀的人，往往更容易被現實打臉。當然，我不是教唆大家去唱衰別人，而是希望你大可勇敢、豁達些，用一百分的力氣去拚，但不要指望能獲得八十分的收穫（我想這年頭應該已經沒有人堅信一分耕耘能換來一分收穫了吧）。年紀越大、經歷越多後，你越會篤信**一百**

分的力氣若能換回六十分的收穫已是合格；換回八十分就算大賺。

第三，隨時備著亡羊補牢的心理。請記住下面這句話：**這世上並不存在萬無一失的準備。**即使你的刀磨得再鋒利、對森林再熟悉、對樹木硬度了然於心，都還有一種萬一——一道閃電把整片森林都燒光了。所以，工欲善其事、必先利其器的後頭，還應該加一句：別忘了多備點 B 計畫。

開始執行計畫後，請問問自己，你的後援是什麼，可靠嗎？萬一搞砸了，你應急的措施是什麼？你能填得了多大的窟窿……也許你準備了無數的 B 計畫都沒派上用場，但還有句老話叫聊勝於無。

最不濟，在面臨爛攤子時你得學會一項技能：一場生動、發自內心的認錯、道歉、下跪、痛哭、發誓。以上一系列高難度動作，請務必練習到能一口氣熟練、完美演出。相信我，你一定用得上！

人生不一定非要有所成就

L是我的高中同學，也是我認識最聰明的女生。她創造了我們學校的兩項紀錄：高中三年月考都名列第一；高三曠課最多，但依舊進了國內排名第二的大學。這兩項紀錄至今無人能打破。大學考試那年L保送去復旦，因為喜歡的男生在北京，L放棄了保送機會，考到了國內排名第二的學校。

我們所有人都認為，L必將是一顆耀眼的星星，功名利祿一定會成為她的囊中之物。但在幾年前的同學會上，我從別人那裡得知，L在研究生期間輟學了，因為和導師不合。後來她嫁了人，全家移民去了紐西蘭，現在她在那裡過著相夫教子的主婦生活。

還有湯姆，他是我老公實驗室裡的天才教授，江湖上至今仍流傳著他的傳說。湯姆博士畢業後，只做了半年博士後，就被全美國工科排名第十的大學聘作助理教授，用了不到三年的時間，便申請到一筆大額基金，然後成為系裡最年輕的、拿到終身職位的教授。就在大家半開玩笑半認真地賭他多久能拿到諾貝爾獎時，湯姆教授發瘋了，因為研究壓力和家庭意外。現在他還住在療養院裡。

把L和湯姆稱為天才，絕對不算過分，但大家都看到了，**就算是天才，也都會因為意外或慣性而變得平凡**，像《龜兔賽跑》裡的兔子一樣輸掉比賽；被上天選中的人尚且如此，那我們這些像烏龜一樣的普通人，還有奮鬥的必要嗎？仍有翻身的機會嗎？

畢竟在現實生活裡，不是每次比賽兔子都會打瞌睡的。

努力不是限定商品，而是一種生存態度

大多數人的一生都在掙扎著，努力不落入碌碌無為的罵名中，因為「平凡」二字太容易讓人頹喪，為了擺脫它，我們不停地讓自己陷入忙碌和努力的狀態。

可是「忙忙碌碌」和「碌碌無為」之間從來不會彼此消長（也就是說，不是你

每天忙得要死，最後就一定能有所作為），就像「努力」和「成功」之間也從不該畫上等號。那些真正成功的人，只是把努力當成一種生存態度——這是一個人立足於這個世界應該有的行為；**普通人卻把努力看作限定商品，它偶爾現身一次，就把自己感動得熱淚盈眶。**

不是天天加班、熬夜趕專案、頻繁出差，你就「應該」獲得職場上的成功，那些職場上混得風生水起的人無一不是在加班、熬夜；不是每天健身、定期清腸、參加鐵人三項，你就「應該」得到一副好身材，那些對自己健康負責的人認為這不過是一個正常的態度。

成功的人不追求「應該」，只把別人眼中的錦上添花看作本該如此。他們明白**「努力」和「成功」二者之間一定有關聯，但絕非因果關係。**

如果你渴望並正在追求成功，只有把努力和忙碌用稀鬆平常而非大鳴大放的態度對待，之後在面對一無所獲的結局時，你才不會後悔自己曾經付出過、認為一生毫無所得。

定義成功比追求成功更有意義

我的一個朋友，他父親在國內二線城市有自己的企業，只要他願意，畢業後按照父親鋪好的路去走，這輩子都可以過得高枕無憂。可是他在研究所畢業後，不顧眾人勸阻地放棄了家裡的安排，靠自己的實力成了一名賺得不多、幹得辛苦的工程師。七年過去了，和他在同個圈子的朋友靠著父母的關係爬上了處長寶座，並占據了最有實權的位子，而他還只是一名因為單位名額有限，連升任主管職都有困難的普通工程師。

他選錯了嗎？

從表面上看，我朋友似乎錯得離譜。但他從小見過在父母這個圈子裡的那些，今天還被自己稱作「王叔叔」、「李阿姨」的人，明天就成了階下囚；他也嘗過父母因為工作應酬，一年三百六十五天裡，有三分之二時間都在飯桌上和別人一起度過，只有保姆陪他過生日的心酸。他現在選擇的生活，至少可以安穩踏實睡覺到天亮，準時下班陪老婆孩子吃晚飯。

我們渴望馬雲、王健林（編按：中國首富，大連萬達集團董事長）那樣的成功，但**絕不能說世上只有那種人生才算成功**。對一位清潔工來說，當他用自己超強的整理術和清潔方法，把又髒又亂的辦公室恢復整潔，為第二天上班的人創造一個舒適的環境時，他的工作就是有意義且成功的。即使打掃這件事，在那些白天上班的人眼裡看起來無足輕重。

權力、名望、金錢可以作為衡量成功的一種尺規，但「能做自己喜歡做的事，且能只做自己喜歡的事」，不也是成功的一種度量衡？

「做人非要有出息不可」是個假命題

話說回來，如果我嘗試了、努力了，最後還是只能成為一名普通人，是不是這輩子就是個悲劇？

這裡要注意的是，如果我們為自己營造的是一個「身邊沒有伯樂」、「懷才不遇抱憾終身」的生活氛圍，並在這樣的氛圍下鬱鬱而終，那這輩子的確是個悲劇。

但如果我們願意承認自己平凡，然後去做一個踏踏實實、不斷上進的「本分人」，至少你的生活和內心都已盡其在我、俯仰無愧。

最糟糕的一種生活，就是明知自己庸碌無常，卻還想著翻江倒海，白白浪費了力氣。**大部分人很難成功，是因為在衡量出人頭地這件事時，根本算不清楚代價和風險有多大。**因為真正的成功和成就，需要你抱持著粉身碎骨的精神，以及失敗後被眾人恥笑的可能，從頭再來、一步步匍匐前行。

所以，在我們追逐成功前，要先問清楚自己，到底想要的是「還過得去」的生活，還是真正的成功？

從生物學來看《龜兔賽跑》，結局大不同

再回到文章開頭提到的《龜兔賽跑》的故事，其實這是一場極其複雜的比賽，猶如人生。

英國BBC的Earth頻道，曾邀請一些專家探討過這個問題，比賽的輸贏需要

考量以下幾個方面：

首先，龜兔賽跑必須考慮比賽的類型。我們知道，比賽不同，要求就不同，參賽的選手也就不同。美國亞利桑那大學保護遺傳學家泰勒．愛德華茲說，如果我們把龜兔賽跑的形式分成三種，那麼每種比賽都可能會有截然不同的結果。

在短跑比賽中，倘若兔子的奔跑速度能夠達到五〇～六〇公里／小時，那麼兔子便可輕鬆獲勝。其次，如果是耐力比賽，龜兔之間就可能更加勢均力敵。愛德華茲解釋說，沙漠陸龜能夠在惡劣的條件下堅持長途跋涉，一些長耳大野兔也可以，這些兔子能充分適應沙漠環境。「如果我們看到的龜兔能力不相伯仲，這樣的比賽可能就比較公平了。」

而在愛德華茲所說的第三種比賽中，烏龜會獲勝，這是一種改良後的賽事。長耳大野兔距今最多只有四萬年左右的歷史，而跟烏龜同屬一族的海龜則有兩億年的歷史（烏龜本身的歷史有六千萬～八千萬年）。他還說，再加上漫長的壽命週期，牠們肯定會遙遙領先於這類比賽。

另一位研究人員紀堯姆．巴斯特里—盧梭，來自美國紐約州立大學，他是研究科隆群島巨龜的專家。他也贊同**一切龜兔賽跑的勝負，取決於賽跑的距離**。「如果比賽的時間是一個多小時，那麼烏龜根本贏不了。」但是如果要將漫長的壽命都賭上，他相信烏龜會贏。

若從生物特徵來看，「駑馬十駕，功在不舍」才是真正的硬道理。也就是說，**用漫長的一生堅定向前，就一定能跑贏**。看來努力的價值，絕不是只有心靈雞湯描述的那些膚淺功效。

聰明的人不見得成功，但一定懂得權衡

聰明人不一定都是成功者，但一定是在**權衡自身所能承受的風險和付出的代價後，能夠找到一個舒服的位置好好生活的人**。就像美劇《宅男行不行》（編按：又譯《生活大爆炸》）中霍華德說的那樣：「不是每個人這輩子都能功成名就，大部分人都不得不接受從平凡生活裡，找尋人生的意義這個事實。」

為什麼你沒想像中成功？

十年前大學畢業時，我和許多畢業生一樣，迷茫的同時又覺得自己前途無量，世界雖然漫無邊際，但可以靠著自己的腳步一寸一寸丈量。藉著這種沒來由的自信，我想在工作三年內成為團隊主管，拿著六位數的年薪，帶父母去馬爾地夫的沙灘上晒太陽。工作一年後，加過無數次班，有過兩次一〇％的薪資漲幅，小小升遷過一次後，看著部門經理、區經理、區域經理、大中華區總監這些大人物的頭銜，以及每一個頭銜背後付出的三年、五年、十年，我才知道馬爾地夫離自己還很遙遠。

二十八歲時，算算自己還有七百多天就要到達傳說中的分水嶺了，希望自己在三十歲這天做一件對於人生而言有意義的事，例如，給熱愛文字的自己一個交代，能夠接到出版社的出書邀請；能夠為喜歡抽菸的父親每個月買一條中華香菸；能夠讓愛美的母親每半年飛趟日本做次美容。後來，三十歲生日這天，我照舊像往常一樣吸著霧霾、擠著地鐵去上班了，想像中的美好一件都沒發生。

小時候我們都有過美好的野心，十八歲進入一流大學、二十五歲開始有自己熱愛的事業、三十五歲實現財務自由，然後遇到非他不可的那個人，一起去環遊地球一周，累了就找個城市休息，看山看水看夕陽。總之終其一生都自由、快活。這樣的人生才不算白活。

而現實是，想像中的美好總與自己有著萬里之遙，每一天都像三十歲時的生日——平凡、倉皇、毫無意義。為什麼現實中的我們沒能像想像中那樣成功呢？

因為你並不是真的想成功

看到這個標題，你也許會想反駁：「我永遠是最後一個離開公司的人，下班再累也堅持每天讀（五頁）書，週末假日不是進修就是在進修的路上。我甚至每天都會了解行業內的最新趨勢，堅持和業內強者定期溝通、交流，我怎麼可能不是真的想成功？你不要亂講！」

邁可・喬丹的傳記《邁可・喬丹傳：為萬世英名而戰》裡提過一個小故事。有一位教練在某次籃球賽上，看到球場上的九個球員都在虛應故事，只有一個孩子仍全力以赴。教練看他打得那麼拚命，以為這個球隊正以一分落後，而比賽還有兩分鐘結束。然後他轉頭看了一眼記分板，發現他的球隊竟然落後二十分，而比賽只剩一分鐘！這個孩子就是喬丹。

像喬丹、柯比、C羅、費爾普斯（游泳選手）、博爾特（田徑選手）這樣的世界頂級運動員，肯定對勝利充滿了巨大的野心。在他們的世界裡，對失敗的痛恨遠超過一般人士。「不過是一場比賽，反正還有下次」是常人的思維，因為我們認為人生是一場馬拉松，你跑贏前一百公尺不重要，重要的是能堅持跑完全程。但對於頂級運動員來說，他們既要讓職業生涯得以延續，也非得贏得每一次比賽的勝利。

有多少人能在敗局已定時還堅持頑強反抗？聰明人說他們愚蠢、不知變通，就像我們在工作中都會遇到提案被主管否定、和同事競爭失敗，然後就開始感嘆人心不古、生之艱辛，同時一步步地蛻變成老油條，企圖更符合趨勢、過得舒坦些。但**只有那些真正想贏的人才知道，為了取得勝利，任何艱苦、突破極限的事他們都肯**

做——不論是柯比總是會看到凌晨四點的洛杉磯街景（因為他徹夜未眠），還是博爾特訓練到變形的雙腳。

因為你總是在等

對於從事媒體工作的人來說，二〇一六年是讓人羨慕嫉妒恨的一年。這一年，宇宙第一網紅咪蒙（微博粉絲數破一百八十萬、微信公眾號粉絲破六百萬，每次文章一發表，閱讀量至少以十萬起跳）的頭條廣告能賣到近三百萬元；之後躥出個Papi醬，用發布在網路上的短片捲走了五千多萬；還有更猛的——知名星座博主同道大叔一夜套現八億，成為三十歲以下的創業新貴。這不免讓人產生一種錯覺：得來全不費功夫嘛。

而真實的情況是：咪蒙每日更新兩千～五千字的文章，這是十年前她在《南方報業》工作時打下的基礎；而畢業於中央戲劇學院導演系的Papi醬，從十年前就開始擔任娛樂網站的網路主持人；儼然已是高富帥代表人物的同道大叔，更有從清華大學美術學院畢業的功夫底子。或許你又會問，世界上有真水準的人多了去了，為什麼只有這麼幾位能成功？我想是因為他們特別擅長見縫插針吧。平時練功夫，碰到趨勢、浪潮和機會馬上把功夫搬上舞臺，發光發亮，而我們普通人卻只會繼續觀望，等待天賜良機。

其實哪有什麼良機，不過是看誰比誰更能快、狠、準罷了。

因為不夠「過度自信」

這個時代，光有自信已經不夠了，必須要「過度自信」才更有成功的可能。

過度自信者們往往高估自己的能力，勇於嘗試很多能力範圍之外的事情。根據二〇一一年發表在《自然》（*Nature*）上的一篇論文，就平均值而言，**過度自信的人，比能正確評估自己能力的人更容易成功**。引用萬維剛老師的話來說，就是有種「僥倖的成功」。

過度自信的人不太計算風險，遇到機會先做了再說。由此可能產生三種結果：

若你運氣好，碰到膽小的恰好沒人爭，白賺；第二種：有人和你爭，但能力未必比你強，所以你又搶贏了；當然，第三種結果就是慘敗。但很多時候是**那些太有自知之明的人還在計算成功的概率時，過度自信的冒險者已經捷足先登了。**

看看那些明著暗著號稱要改變世界的人：比爾・蓋茲、謝爾蓋・布林、祖克柏、賈伯斯、馬斯克，哪一位不是自信心和冒險精神噴井式爆發的人？這個世界是屬於冒險者的，**他們會比正常人遇上更多的失敗，但只要還活著，這些人就會繼續努力**，最終成功的可能性也比一般人大很多。

回頭看看自己，你在面對機會、挑戰、風險和決定性選擇時，通常是自告奮勇、挺身而出？半推半就？還是乾脆抱著小富即安、知足常樂的想法，就此滿足於現狀？後兩者我見過很多，我也是其中一分子，所以這個世界才會被選擇前者的那二〇%的人掌控，只留下一點空間讓我們這些剩餘的八〇%者爭得你死我活。

老話說得好，沒有人能隨隨便便成功。所以我們才要帶著不隨便的態度持續向前、一路披荊斬棘。

感到迷茫，其實是件好事

應該是近兩年，我才終於接受「迷茫」不是個惡魔這件事。

學生時代，我和大多數人一樣，成天活在迷茫的魔咒裡焦慮不安。一方面覺得青春無敵，大好人生才剛開始，沒什麼好懼怕的；另一方面，想到美好的生活雖然即將展開，卻也沒個方向，就覺得一輩子漫長得有些多餘。

的確，如果自己的生活方向一直雲裡霧裡，就像在大霧天裡開車，即使這條公路沒有別的汽車和你搶道，也會因為看不見前方，而擔心自己是不是下一步就要掉入萬丈深淵。更何況，公路上有的是大把的汽車，大家都是摸黑往前開，誰知道下一起事故何時會出現？就像迷茫的青春，幾乎每個人都有雄心萬丈，卻又不知下一步該往哪裡走，彼此湊在一起，最終感嘆又感慨，於是更加焦慮了。

其實大可不必擔心，因為迷茫並不是青春的專屬品。即使褪去青澀，長成了一張大人臉，有了穩定的工作、幸福的家庭、七拼八湊出安逸的生活，迷茫還是不會離你而去。否則，那麼多中年危機就來得莫名其妙了。

人，大概只有邁入老年後才不會覺得迷茫，不是因為年齡夠大智慧夠多，主要是因為要開始整頓心情面對死亡，沒時間再玩年輕人的這套小把戲。

即使迷茫，只要不沉淪，生活也不會待你太薄

和人生中的很多事情相比，迷茫的確是小把戲。例如，即使再迷茫，肚子餓時找不到東西吃就是天大的事，這個時候迷茫也要先給肚皮讓位；即使再迷茫，想想考試或專案的最後期限迫在眉睫，也實在是耗費不起精力迷茫；放眼望去也沒幾十年就要面臨人生大限將至這個問題，**連死亡這種一翻兩瞪眼的事你都擔著了，扛下區區迷茫又算多大的事呢？**

沒有對比，就沒有接受。我之所以不再擔心迷茫這件事，倒不是因為我的方向清明、通暢了，而是，**我發現即使一直迷茫，只要不沉淪，生活也不會待你太薄。**

生的正軌。

甚至冥冥之中，自有力量牽著你走上一條路，然後，不知不覺，那條路就成了你人

就拿我來說吧，在下一直是個沒什麼想法的人，或者應該說沒什麼能力好好規畫未來。即使心血來潮定了目標、做了計畫，能堅持一週已屬奇蹟。我從沒想過畢業後應該在哪座城市生活、在什麼樣的公司上班、從事何種行業、在哪裡安居、嫁給什麼樣的男人、秉持什麼樣的信念和原則好維持這段關係、準備到什麼程度才夠資格迎接孩子的到來、有了子女該怎樣去教育他們、做些什麼才能維持夠品質的生活、如何讓中年的自己升值……。

甚至可以說，**我完全是在憑任性和直覺，做著人生中一次又一次的重大選擇。**無論是找工作、找城市定居、找另一半，還是跑到美國來，這一切都離不開同個中心思想：**糊里糊塗——這四個字簡直就是我人生的指南針。**

話雖如此，走到今天，我發現即使一直迷迷糊糊地過活，生活也待我不薄。當然，從物質方面來說，遠遠比不上一般人嚮往的「好生活」，但從內心來說，我著實喜歡自己的人生，每次回過頭去看當初的選擇，能欣然接受；若我問自己「如果

當初……」這樣的問題，答案始終都是**「能走到現在這一步就是最好的」**。

迷茫著，卻還能對現狀滿意，這難道不矛盾嗎？看上去既像笑話，又像謊言。其實迷茫和滿意之間完全可以不矛盾，甚至能夠理出一條很滑順的邏輯鏈：**雖然迷茫著，但因為也努力著，所以並不會覺得現在的生活不好。**

然後，奮鬥吧

明白了嗎？**讓我們心安的從來都不是你有一個很明確的目標，而是追求的過程中能不能讓你感到踏實。**迷茫從來都不是立個旗幟就能緩解，而是你得自己奮鬥起來，即使前方根本沒有任何旗桿。

為什麼奮鬥起來非常重要？一個很重要的原因是，它能耗光你大部分精力，讓你沒力氣再去迷茫。所有那些「我從何來？將去何方？」形而上的問題，始作俑者都是因為你尚且有閒。如果你需要應付鋪天蓋地的問題，根本無暇翻出迷茫這個標籤貼給自己。大家沒發現嗎？**中年危機只有在已經取得些許成就的人身上發作，就**

是因為生活穩定，他們才有時間停下來去思考「如何讓未來的自己，能像過去那麼厲害」這個問題。

另一個原因是，**生活的確是無常的，無論是苦心追求還是刻意安排，它都會甩你一臉意外**。當然，我不是勸你去過無目的、混亂的生活，能夠把自己的一生安排妥帖、周到，有時是需要一些勇氣的。否則我們幹嘛要急著放棄一份安穩的、能看得到三十年後生活長什麼樣子的工作？或者一個讓你約會一次就能看到婚後只有鍋碗瓢盆生活的伴侶？過著整齊有序的日子，真的就比因為未知和迷茫而產生焦慮的人生更高級嗎？所以，**關鍵不在於生活方式，而是只要你持續奮鬥，就有機會打破迷茫，或者迎來新的未知和焦慮去代替以往你不滿意的日子**。

如果你能安然接受迷茫只是一件稀鬆平常的事——我們總會在某個階段陷入或長久或短暫的迷茫；抑或是，即使你理清了人生的大方向，也難免要在某件事上迷糊一會兒；更何況，無論活得多麼清醒的人，也難免在午夜夢迴時，懷疑自我幾分鐘——就像感冒一樣，你不把它看成巨大的壓力，它也就不會輕易讓你嘗到焦慮的滋味了。

況且，你真的聽過因為迷茫而讓自己的人生陷入僵局的故事嗎？我是沒聽過，反倒是自己無心插柳、歪打正著、糊里糊塗取得成功的故事聽了不少。那樣的成就肯定不會只憑藉運氣，但你說他們僅僅是因為經過精心刻意的規畫後得到的？我才不信。

有時候，就是得帶著些「也許我能走大運」的期待去撲動翅膀，人生才能柳暗花明。所以，當你還因為迷茫纏身而苦惱時，你應該感到開心，因為這至少說明：第一，你還年輕，有心思去體驗迷茫。第二，你還有無數種人生可以去期待。第三（也是最重要的一點），你應該不算很忙，尚有空間去努力奮鬥。

你以為的能者多勞，是一種病

「小張，你上次和這個客戶打過交道，有經驗，幫忙看看這次新的提案行嗎？」

「小張，我明天一早要去參加女兒幼稚園的畢業典禮，剩下的PPT你幫我做一下吧。」

「小張，下午和A團隊的會議你也一起參加吧，就當旁觀者給提點意見。」

「小張，這個案子急著要，今晚幫忙加班趕一下吧。」

類似上面這些請求，你在工作中沒少聽吧？明明事不關己，本來可以爽快拒絕，但他們總會給你戴一頂高帽子——能者多勞。於是，你乖乖地束手就擒。

「能者多勞」應該是職場中最美麗的一個陷阱了。八竿子打不著的事，只要同事或主管堂而皇之地一句「能者多勞」，瞬間就可以讓你化身成為蜘蛛人，扛起

「能力越大、責任越大」的擔子去助人為樂。

「能者多勞」這四個字裡包含著某種誇獎：就是因為我能幹人家才麻煩我啊，要是庸才誰理你啊？這幾乎是顆無懈可擊的糖衣砲彈。但長久以來，我們都對能者多勞會錯意了。

「能者多勞」出自《莊子・列禦寇》：「巧者勞而知（智）者憂，無能者無所求，飽食而敖遊。」**本意是能幹的人做事多、勞累也多；它還有另一層含義，指能力強的人酬勞也應該多**。現實中，公司、老闆、同事，甚至我們自己都只把第一層含義用得爐火純青，完全忽略了第二層含義。

的確，有能力的人在職場或生活中，常常被賦予更多的責任及期待，但多出來的這些責任和期待應該是有償的，職場上不應該有多做事但不求額外回報的人物存在。換句話說，**能者多勞沒有問題，但後面還應該接一句「多勞多得」**。如果你還淪陷在能者多勞的陷阱中無法自拔，那要小心了，因為多勞的未必真就是能者，也可能是有病。

你也沉溺於大量工作帶來的滿足感嗎？

也許你真的是能者多勞，但過於多勞就容易迷失目標和方向。既然是能者多勞，就一定涉及到多工處理，而**多工處理的一大壞處，就是太容易沉溺於大量堆積的滿足感，卻忘了最需要完成、解決的事。**

我的一位朋友在一家專門替企業做培訓的公司工作，一開始，他的本職是建立培訓體系，但因為老闆拿了「能者多勞」四個字催眠他，最後他莫名其妙地變成了一名銷售員。

首先，老闆覺得既然培訓體系的所有素材都是你編寫的，你應該最能說得清楚，所以內部培訓的工作就交給你來做吧。於是我這位朋友又擔負起了替自己公司做內部培訓的工作。

做完內部培訓後，培訓部的人又覺得你應該把銷售部的人也培訓一遍，這樣他們在賣課程時才能更準確地介紹內容，於是這位朋友又和銷售部門扯上了關係。

替銷售部的人做完介紹後，主管覺得既然你能把咱們的產品講得如此到位，那和某某公司談合作這件事就你來吧。

最後，我這位朋友本身的業務反而因為這些「多勞」而耽誤了進度，挨了上司的罵。你說，這是何苦呢？

幫忙無償、責任我扛？憑什麼？

雖然現在的職場講求T型人才——既有「一」的廣度、也要有「|」的深度，但這條直寫的分隔線，才是每個職場人安身立命的本錢。

仔細想想，若一個人真能成為一支軍隊，這支軍隊的品質一定不怎麼高。況且，**能者多勞的人未必真的會因為被當作能者而開心**。

美國杜克大學、喬治亞大學、科羅拉多大學曾合作研究過一個假說，他們想知道，當每個人都找職場中的「能者」解決問題的時候，能者的心理感受如何。調查結果顯示，這些能者其實並不開心。

對能者而言，他們會覺得有時候這些來自他人的期待、以及對方希望自己能給予幫助是種負擔；而且**在薪資同等的情況下，多勞只會讓人心生不快**，能力強的人會覺得不公平；此外，**人們通常會低估完成任務所需付出的心血**，當能者幫忙的任務出狀況時還會反受責備。

幫忙無償、責任我扛？這時無論對方是誰，你都該問一句「憑什麼？」

另外，能者往往也是「過度承諾」患者。有時候能者攬下了過多事情，但自己的實際能力、精力卻未必應付得過來。過度承諾患者更容易因為大包大攬，害得自己長期處於焦慮狀態，而焦慮是很多生理疾病的始作俑者，例如憂鬱症、糖尿病、失眠、免疫系統疾病等。

除此之外，過度承諾患者在心理上也會反映出一些問題，主要出在**他們對自己的行為或其他方面的界限意識很模糊**。

所以，下一次有同事、主管給你戴上能者多勞這頂帽子時，你要先評估一下自己腦袋是否能夠（以及願意）撐得起這頂帽子。

在「不能夠」或「不願意」的情緒下還答應對方，你就不是能者，而是偽能者。**不做偽能者是生活和工作中的必修課**。這堂課需要請求方和當事人共同參與。

當你是請求幫助的一方，如果對方在你眼中真是能者，請給予真正的尊重，而非只是說漂亮話、灌對方迷湯。所謂「真正的尊重」，就是對得起對方為你額外付出的時間、精力、資源。如果對方需要錢，就請給他真金白銀；想要更高的頭銜，就請提升他的職位；想要讚美，就請不要吝嗇你的誇獎之詞。記住，**能者多勞、多勞多得，才是最有誠意的感謝**。

當你身為能者時，需要辨識清楚自己是真的想要做多勞的能者，還是只是那個不好意思拒絕、習慣了大包大攬的偽能者。想解決這個問題，需要**找到自己人生信條裡的關鍵點，也就是三個「最」——最主要、最想要以及最需要的是什麼？**例如，如果你此生追求的就是「放蕩不羈愛自由」，那就沒必要用客氣、乖巧的面孔去對待親戚們的逼婚、逼子。

如果你上班的目的就是盡自己最大的努力替老闆賺錢，那你需要的是玩命趕專案、把客戶伺候好，而非飽賺辦公室裡「你人真好」的口碑。畢竟，**生活中做最真實的自己、職場上做最強大的自己，才是真正的能者**。

你也有選擇困難嗎？看這裡

從前有一隻驢子，站在兩堆看起來一模一樣的乾草中間，牠本來可以在兩堆乾草中自由選擇一堆當作午餐，但最後，驢子因為無法決定到底應該吃哪堆而活活餓死了。

這頭驢子有個著名的名字——布里丹之驢。這個名字的由來源自於十四世紀唯名論的哲學家讓・布里丹。他提出了一個重要的觀點：**有時自由意志反而會導致無法作為**，意即一種由「不確定性」和「過量選擇」造成的選擇決策能力喪失。

選擇決策能力的喪失，在今天有個流行的說法叫**選擇恐懼症**。

生活中無時無刻都充滿選擇：午飯吃什麼？去哪家店吃？喝拿鐵還是熱可可？第一次約會穿哪件衣服合適？我該選擇父母幫我找的工作，還是到北上廣拚拚？要和他分手，還是繼續磨合一下再看看？

哥倫比亞大學教授希娜．艾恩嘉以研究「選擇」而聞名，根據希娜的統計，**一般成年人每天大約要做七十個大大小小的選擇**；一個企業的CEO，日理萬機、千頭萬緒，平均每個抉擇只有不到九分鐘的考慮時間。可見，「生活就是不斷地做選擇題」這句話還真不假。

諷刺的是，選擇本身卻讓很多人充滿了恐懼。成為了當今社會流行的四大心理疾病（憂鬱症、強迫症、拖延症、選擇恐懼症）之一。為什麼我們會懼怕選擇？源頭可能來自三方面：

◎第一，與從小生長的環境有關

患有選擇恐懼症的人，絕大多數是因為內心缺乏安全感，它常與拖延症、完美主義者、自卑者這些標籤有關。這些人的成長環境通常**習慣了被權威控制**，壓力和否定與之伴隨成長，所以他們**習慣了被動和順從**，害怕必須為自己選擇的結果負責，因為長久以來都有權威一直在幫助自己做出正確選擇。他們**習慣了執行**，**而鮮少去停下來想想目標和自己的意願**。當他們突然要面臨自主選擇時，就會不知所措、擔心後果，導致難以做出決策。

最典型的代表是，過去在中國成績一直很好的學生，進入大學後或即將畢業時，有了自由選擇的空間，卻手足無措，時常感到迷茫、鬱悶。

◎第二，太習慣高估「選擇」的意義

「選專業真的很重要！」

「第一份工作的選擇太重要了！」

「選對結婚伴侶是件終身大事！」

類似的話，我從小到大沒少聽。因為**我們習慣性地認為許多選擇都很重大，甚至致命，所以不敢輕易做出決定**。我們一定要坐在自己人生的駕駛座上，每個選擇都要深思熟慮、高瞻遠矚、步步為營。不幸的是，身為人類，我們能掌握的事物太有限，**科學家早已證實，在做選擇時，人們常常犯錯**。

不為什麼，就因為我們無法準確預估未來的體驗。絕大多數決策，其實都由腦海中對未來的描繪所決定，這種建構的過程，依靠的往往是基於過往經驗所做的迅速情緒反應、有意識的回憶和評估，以及勾勒出未來願景的享樂程度。

當人們過度關注眼前的事情，就會高估這件事對自己的影響，無論是強度還是時間。例如一場比賽的勝利，或是考試的成功，可能並不如我們想像的那樣，將會決定自己一生幸福，隨著時間流逝，人們多少會質疑自己當初為了選擇而付出的時間精力，是否用錯了地方。

還有很重要的一點，在於世事難料。即使你很看重某次選擇，為它做好了萬全之策，但你心裡明白這世上根本沒有所謂的萬全之策，任何時候都可能發生意外。

◎第三，選擇太多

關於選擇，希娜教授做過一個很經典的實驗：在超市桌子上提供六種或二十四種果醬讓大家免費試吃，然後統計他們試吃的種類數目以及試吃後的購買意願。

結果顯示，無論選擇數量是六種還是二十四種，人們都只會品嘗其中的一兩種。此外，**選擇的數量也會影響人們的購買意願**：面對六種選擇時，有三〇%的人真的購買了其中一種果醬；而面對二十四種選擇時，卻幾乎沒人願意掏錢購買。

這是因為太多的選擇，反倒讓我們無力、不知所措，而不是感到自由。

這聽起來似乎有些自相矛盾，但社會科學家貝瑞．施瓦茨在著作《選擇的悖論》（*The Paradox of Choice*）中，把這種現象稱為**認知負擔**——過多的選擇造成了對認知過大的需求，使我們感受到認知的負擔，因此降低了選擇的能力。

此外，這種動力的降低，還與人們無法理性地計算「機會成本」有關。當我們做出一個選擇時，必然要付出一定的代價。無論怎麼選，我們能夠占有的選項始終只有一個。因此，人在計算機會成本時，應該只把「除了我想要的這個之外，最有吸引力的選項」列為機會成本。但**非理性的人會把所有存在的選項，都看作是機會成本，認為自己在做出一個選擇時，就同時失去了大量選擇**，所以遲遲不做決定。

簡單來說，選擇越多，人們就越容易去想像，那些你放棄的選擇可以帶來哪些美好，這無疑會害得自己在選擇的當下，多出許多不必要的負擔和困難。而且隨著選擇增多，人們的期望值也會增高。根據施瓦茨的看法，後工業化時代，臨床憂鬱症發病率，甚至自殺率的增長也與這種高期望有關。因為，當世界給了你非常多的選擇，而你仍然不富有、不成功、不快樂。

選擇困難只有兩個原因：要嘛沒錢、要嘛沒膽

其實關於選擇恐懼症，我的看法向來比較簡單粗暴：要嘛沒錢、要嘛沒膽。

試想一下，如果你有足夠的財富自由，還會糾結該買CHANEL還是LV嗎？還會糾結是去歐洲還是馬爾地夫嗎？還會糾結到底該吃高級日本料理還是神戶牛肉嗎？當然統統要啊！所以，人們的選擇困難，絕大多數是因為沒錢才會發作，希望選出CP值最高的那一個。

而沒膽造成的選擇困難也許與錢無關，而是我們太害怕冒險、不敢承擔風險，想到有可能失敗就退縮，把頭埋在沙子裡，所以才在一次又一次的選擇中躊躇。可在這個世上，有誰的人生是經歷一次錯誤選擇就再無翻身的機會呢？錯過了第一次還有第二次，除非你拒絕前行。

五個要點，教你高效選擇

當然，也許有人會說我這兩種結論是「站著說話不腰疼」，現實是我們沒有花不完的錢，也的確想規避最大風險。那麼，如何破除為了選擇而產生的恐懼呢？

第一，了解自己的需求。在施瓦茨《選擇的悖論》中，他提到了三種人：滿足者、完美主義者和最大化者。**最大化者追求最極致的好，並且只接受最極致的好；**完美主義者也追求高標準，但並不期望一定達到，如果沒達到，他們並不會像最大化者那樣憂鬱、懊惱、痛苦；而滿足者們，只要「夠好」就行了，哪怕他們知道有更棒的結果存在，也不擔憂。

所以，**試著去追求「夠好」而非「最好」，以滿足需求為目標，可以減輕焦慮和壓力。**

第二，你要減少選擇。過多類似的選擇，除了令當事人混亂之外，其實很多時候並無實際需要。日本著名管理學家大前研一在著作《OFF學：愈會玩，工作愈成功》提出，**與其多花時間在購物的選擇上，不如花心思尋找屬於自己「標準」的物**

品。一旦尋獲，日後只需不斷重複購買相同的物品，也就不會有購物的煩惱和時間的浪費。

作者所謂的標準物品，可以是日常用品，包括牙刷、洗髮精等，以及早餐的泡飯材料包，就連隨身物品也可以入列，例如一用就是二十多年的 Tumi 牌公事包、既適合出差又可以跑步的健走鞋，和他自己設計的無須打領帶的立領襯衫等。

這點正好與史蒂芬．賈伯斯不謀而合。自從他發現了好友設計師三宅一生的黑色 Turtlenecks（外翻高領毛衣）之後，便將之當作「制服」，幾乎出席各個場合都穿這款。根據華特．艾薩克森在《賈伯斯傳》一書中透露，三宅一生應該替賈伯斯訂製了上百件的黑色 Turtlenecks。

第三，盡可能透過可靠的資訊來源，過濾並了解每一個選項的資訊，評估它可能帶來的後果。我們可以嘗試先替選項分門別類，讓自己更有效率地做決定；然後由淺入深地分析。大家不妨先由比較容易做決定的選擇開始，由淺至深慢慢推進，可以大幅度地降低中途放棄的比例。

第四，轉變思維，不要讓自己陷入非 A 即 B 的選擇迴圈裡。納西姆．尼可拉斯．塔雷伯在《反脆弱：脆弱的反義詞不是堅強，是反脆弱》一書中提出了「槓鈴策略」——**你不應該只接受中等的選項，而是應該同時選擇兩個極端**。例如在投資的時候，一部分錢拿去搏高風險高收益，另一部分找最穩妥的投資，這要比把錢投注在中等風險和收益的管道上還要好。

生活中的選擇也一樣，**一方面你可以接受很廉價的東西，另一方面你應該去追求最好的東西**。因為每個人所擁有的資源是有限的，這個資源可以是時間、金錢、精力，甚至你的熱情，人只有在某些事物上先接受一般（甚至糟糕）的結果，才有足夠的資源在另一些事情上去追求更好的東西。

第五，降低對選擇結果的期望，以及把目光收攏到自己身上，減少注意身邊的人正在做什麼、得到了什麼的關注。有時候我們難以做出選擇，是因為對選擇後的結果充滿過分期待或過於悲觀，事實上，很多選擇並不會使生活出現翻天覆地的變化。而有更多時候，你之所以選擇困難，**純粹是因為太關注別人做了什麼、太在乎別人對自己的看法**。

曾經看過這樣一段話：「有人會因為無法做出決定就推遲決定，然而實際上，

推遲決定恰恰是最差的決定。在推遲決定期間，時間悄悄流逝，你卻沒有任何一條路上的累積，白白浪費了時間。如果你有一些錢不知道花在A還是B上，你先不做決定，沒問題，因為錢還是你的。但如果你有一些時間，不知道花在A上還是B上，不行，因為過了這段時間，這段時間就不是你的了。」

因此，下次舉棋不定時，不妨把要做選擇的那件事看成手中有限的時光，**大部分時候，你怎麼選都比不選擇要好**。

第四章 社交焦慮

克制社交、學會獨立，
你會越來越出色

你的人脈只需要五種人

前兩天我和爸媽吵架，特別想找個人聊聊。沒想到當我把微信好友從頭到尾拉了兩遍，都不知道該找誰傾訴。其實這些好友裡，還是有一些「真正的好友」的，但A最近生了娃，還在坐月子；B正在西藏洗滌靈魂；而C是個工作狂，我猜這個時候還在加班……。

我的微信好友裡有真正的好友、有親人、有工作夥伴、客戶、業務往來的合作者；有我尊敬的人，也有泛泛之交，甚至不乏一些說完「你好」後就再無下文的陌生人。這些人加起來有六百六十個，可是當天晚上我竟然找不到人能幫我解決問題。**再翻翻手機通訊錄上的名單，有三分之二的號碼已經一年以上沒有聯絡了，**我打客服專線都比找朋友還多。

假社交——只為「好人緣」、「交際廣」博個虛名

這是一個「人到用時方恨少的時代」。充電五分鐘的手機有了，卻再也沒有能夠通話兩小時的人；微信好友成百上千人，卻找不到一個能說正經事、知心話的；平時對話「寶貝」、「親愛的」喊得親熱，卻連對方真正的名字都不知道。

即使你每天都和很多人溝通、聊天，一派熱熱鬧鬧、應接不暇的景象，以為自己好友遍布天下、廣結四海善緣，有著所謂的好人緣、優質人脈，殊不知，自己可能已經陷入了「假社交」陷阱。

關於假社交，作家王小波在《青銅時代》中曾寫過這樣一段話：「在我的身邊，總有一股熱乎乎的氣氛，像桑拿浴室一樣，仿佛每個人都在關心著別人。**你千萬別把這當真，因為如果他們不關心別人，就無事可幹。**」

這多少道出了一些現代人熱火朝天般追捧的詞兒，諸如「人脈」、「社交」等問題所在，意即你的人脈有多少是真正有用的、實在的、互惠的？無非只是為自己的「好人緣」、「交際廣」博個虛名。

「人脈」就和「自律」、「終身學習」這些詞兒一樣，已成為這個時代最熱門的流行語之一。任何一個希望自己進步的人，都不會忽略人脈上的修煉。即使我們聽過很多TED上關於交際、人脈的演講；熟讀許多本《如何打造自己人脈》的勵志書；參加過很多經營人脈的講座，事實上，**大部分人還是沒什麼高品質的人脈可言，永遠覺得自己身邊少一個可靠的人**。

其實，我們之所以很難建立高品質人脈，是因為對這兩個字產生了兩個誤解：

◎誤解一：以量取勝

經常看到一些文章、書籍，在討論關於如何累積人脈時，會提出這樣的建議：「盡量多認識人，無論現在看來這些人對你是否有用。能進入你人脈的人，一定是你認識的人」、「多認識朋友的朋友——也就是間接人脈，儘管彼此不認識，但是有共同認識的人；然後將間接人脈發展成直接人脈，必要時可以請朋友引薦」。

上述這些觀念乍看沒什麼問題，但正是因為我們對此深信不疑，才會給自己累積了大量無效的人脈。事情的真相是，**如果你不清楚自己為什麼要結識這個人，未**

來你「用得上」他的概率也很小，他只不過從過去你不知道的陌生人，變成了現在你社群軟體裡的陌生人，本質上都是陌生。

若真要追根究柢，也許「累積」人脈這個說法本身就有些問題。**現代社會裡，一段關係的建立、升溫——尤其是合作夥伴，都是速成的，不是靠時間熬出來的。而是大家都有所圖**，無論是要共同獲益，還是一起完成某個目標、實現某種合作，都需要你們先有一些基礎共識。但一旦合作關係結束、好處耗盡，彼此又會漸漸疏遠。

因此，企圖以量取勝的人脈，等於沒有人脈。

◎誤解二：不看重交情，只看重相互需求

很多人認為所謂人脈就是資訊交換、利益互惠。雖然務實得有些冷血，但也是大實話。因為彼此都心知肚明，所以總有種「有事直說、沒事勿擾」的氣氛籠罩在你周圍，覺得彼此的關係中只有利益均等，鮮少有感情的成分在其中。

但人脈不是說一就是一的事。但凡涉及「人」，就避不開情感、情緒、看法，這些很主觀、感性的東西。在人脈這件事上，大家都喜歡強調對事不對人，但人脈

說穿了就是與人有關的事，所以一定有「對人也對事」、「對人不對事」的情況。

因為工作關係，我認識了一些編輯。每次稿子被選用，從修改、排版到刊登，編輯們其實都得付出很多精力。所以，領到稿費後我都會發個紅包，給幫我改稿的編輯們表示感激，面額不大，頂多是一杯星巴克的錢。

我多做這一步的初衷很單純，就是覺得**有人幫助了自己，以禮相待是應該的**。可有些編輯會誤解我的用意，以為我在用紅包收買、賄賂他，好替我自己多爭取一些發稿的機會。

我真想告訴他們，**即使懷疑我的動機，也請不要懷疑自己選稿的水準好嗎？**

也許在這類編輯看來，我們之間只有單純的「供稿與稿費」的關係，完全談不上一丁點兒人與人之間的情感。

人脈一定有建立在價值交換上的成分，然而沒有一個人是絕對理性的生物，「價值」二字，有時可能先建立在「我們還挺合得來」、「感覺你人不錯」的主觀感受上。**價值或利益輸出是建立人脈的捷徑，但肯定不是維持人脈長久關係之策。**

人與人之間並非全是利益交換，**利益與人情兩者間應該取得平衡，這才是優質的人**

脈，否則當利益消失時，只有關係崩壞、人走茶涼的結局。

何謂有效的人脈？

那麼，究竟何謂高品質的人脈？又如何建立高品質的人際關係呢？

高品質的人脈一定滿足「有效」原則，意即，**每一段有效人脈，都意味著對方可從你身上獲得同等價值的資源**；也就是說，你每獲得一條新的有效人脈，都意味著你擁有與其等量價值的資源，可以說是一種自身投射（self-projection）的結果。

美國心理學家大衛．邁爾斯在著作《社會心理學》裡，有一段關於人際交往的回報理論：「人際交往回報理論的第一個原則是：我們喜歡那些能回報我們，或與我們得到的回報有關的人。**如果與某人交往所得到的回報大於付出的成本，那我們就喜歡並願意維持這種關係。**」

但光是有效還不夠，有效不見得就能長久，對此，大衛．邁爾斯說：「人際交往回報理論的第二個原則非常簡單：我們還喜歡與那些能讓我們心情愉悅的人交往。」一個能為你帶來很多價值的人，如果需要你克服很大的情緒、做很多心理建設才能與之交往下去，這絕不是好的人脈。為什麼？因為不公平，不值得！記得上面那條原則嗎？你們之所以能成為彼此的人脈，是因為你們能夠為彼此帶來相對均等的價值、利益，**而並非你有求於他，低人一等**。

在我看來，建立高品質的人脈應該遵循下列三步驟：

第一步，目標一定要明確、具體。想清楚你為什麼要建立這段關係。不能只是「對事業有幫助」、「以後可能用得上」，這些都太模糊，而是問自己「透過這個人，我可以獲得什麼資源、幫助」等具體的問題。

第二步，確定自身定位。你需要對自己的價值、能力、貢獻，以及願意為這段關係付出的精力有一個準確的評估，這樣對方才能清楚告知你，他是否也願意等價交換（買賣交易前總要把條件說清楚的）。

第三步，要有清楚的規畫。完成前兩個步驟後，接下來你需要問自己：我能從哪裡開始突破？採取什麼樣的行動？我能接受的底線是什麼？我希望達成的共識是什麼？我對這段關係抱有多大期待？我是否願意長久維持……。提前籌劃得越多，這段關係就會越趨於成熟、穩定。

強關係情感緊密；弱關係資訊多樣

美國社會學家馬克．格蘭諾維特認為，人際關係網路可以分為「強關係網絡」和「弱關係網絡」兩種。「強關係」指的是雙方的**社會網路同質性較高**，也就是交往的人群從事的工作、掌握的資訊彼此相近，人與人的關係緊密，有很強的情感因素維繫著人際關係；「弱關係」的特點，則是指彼此的**社會網路異質性較高**，也就是交友層面較廣，可能來自各行各業，因此**你可以獲得的資訊也是多方面的**，人與人的關係並不緊密，也沒有太多的感情維繫，也就是所謂的泛泛之交。

格蘭諾維特認為，一段關係的強弱決定了我們能夠獲得資訊的性質，以及個人達到其行動目的的可能性。

其實無論關聯強弱，我認為一段能稱為高品質的人脈，應該至少具有下列五種人才算齊全：

◎第一種，能談正事的

何謂正事？尋求意見、委託辦事、請求幫忙都算。在談正事這方面，我認為應該優先選擇在行業、領域裡「厲害的人」，而非「信任的人」。因為你需要的是資訊、資源和理性，而非給自己的情感和情緒找出口。這類人有點像導師的角色。

◎第二種，能談心的

無論多麼能幹、堅強、理性的人都會有非工作、事業上的煩心事，可能來自家庭、生活或某個對他很重要的人。此時，你需要一個了解你、願意傾聽你、更能獲得你信任的人來幫助你。

◎第三種，能陪你玩耍、找樂子的

再厲害的專家、再知心的大姊姊都未必能陪你瘋狂、陪你玩到高興，當你想放鬆甚至放縱一下時——例如去一家你不知道，但其實頗有名氣的館子吃好料；週末的夜晚想狂喝，能陪你逛街走一天、聊八卦或說某人壞話時，你需要這樣的朋友。

◎第四種，能給你當榜樣的

那些**讓你感到受威脅的、可激發鬥志的、想超越的人，都是你的榜樣**。曾國藩曾說過：「老夫活了五十多歲，經事不少，知天下事有所激、有所逼，而成者居其半。」我們每個人身邊，都應該至少有一位能刺激我們變得更好的人。

◎第五類，尊重、崇拜你的人

如果你的身邊有尊重、崇拜你的人，請珍惜他們，一方面是出於禮節，**尊重他人的人，應該獲得同等的尊重**；另一方面，他們現在可能還沒辦法給你提供同等的價值，但也許在不久的將來，他們給你的回報會超乎你的想像。

總之，高品質的人脈關係，說到底是一種「不求幫忙，但能交換，還有情誼作基礎」的關係。

小心那些喜歡說「隨便」的人

你身邊有沒有這樣的人：

一群人出來玩，選定了地點，十幾個人全數通過，商量的時候他不說話，到達地點後開始碎唸，嫌棄這裡好髒、好遠，不適合自己。吃飯前問他吃什麼，他說隨便、都行。上了菜以後，他說自己從來不吃蔥，對鴨肉過敏。開會時，主管詢問大家對專案的意見，每個人都絞盡腦汁、積極發言，輪到他時，他說自己還沒什麼想法，但興致勃勃地把前面所有人提的建議都點（批）評了一遍。

總之**不論你提議什麼，他都習慣性地挑你毛病**；好不容易贊同你一次，緊接著馬上來個大轉折，「但是」、「不過」跟在後面，一副他又要發表事後高見的模樣；不論問他什麼，他都笑容可掬地說「隨便」，等你把事情說出來，他又開始緊鎖眉頭，擠出一句：「其實，我覺得這樣不太好。」

在此溫馨提示一個真理：**那種越是說「隨便、都好」的人，骨子裡其實越有事。**善良一點的，即使不當面給你難堪，內心也早已給你扣了不少分數。

「隨便」二字背後隱藏的殺傷力

其實一般人挺難板起臉孔認真指責這些人，畢竟「事兒太多」也不是什麼大奸大惡，無非是做作、矯情、挑剔了些，讓周圍的人不爽、內心吐槽的時候多一些。**反正我們活在這個世上，不是給這個人添麻煩、就是給那個人找不自在，大家禮尚往來、程度不同罷了。**

早些年，年輕氣盛時，我不喜歡那些太有事的人，因為和他們相處實在是太磨人了。例如我有個關係普通的大學同學，在校時沒太多交集，後來同在上海工作就聯絡上了。畢竟是同窗校友，過去情誼再寡再淡，也勝過大城市擦肩而過的許多陌生人，所以就相約一起吃了幾頓飯。

第三次見面時，她開始和我掏心掏肺地訴說大齡女青年單身的壓力，家人、親戚洪水猛獸般地逼婚，朋友、同學們的適齡婚育……這些都讓她在夜晚心急如焚，便開口央求，請我幫她介紹好對象。

我當時隨口一問：「你有什麼要求？」

她丟給我一個燦爛的笑容，說：**「隨便，沒啥要求。」**

那時的我還比較天真，沒有領教過「隨便」這兩個字背後隱藏的殺傷力；當時的我也比較熱心，剛好老公身邊也有單身、適齡的同事，覺得他們也許可以試試，所以就接了這個媒人的差事。

結局出人意料。我其實沒指望自己能牽線成功，但也沒料到兩個原本陌生的人能那麼快就建立起鄙視鏈。登場的男嘉賓是上海本地人，房子自然是不愁的，在國家科學院工作，聽起來既穩定又高大上（高端、大器、上檔次）。長相屬於五官端正，能看得過去的那種；身高也比我那位一百六十公分的同學高出一個頭。

說實話，介紹前我擔心的是男方嫌棄女方，因為我這位女同學長得實在……說普通都勉強，外型條件用黑、矮、胖三個字概括便足矣，整體感覺又是屬於那種一抓一大把的北漂女青年，和男方相比真是一點優勢也沒有。不過念及同窗情誼，且她性格又很活潑開朗；再加上男方年紀不算小，著急恨娶，所以我撮合了他們。

愛說「隨便」，是因為自己也沒有標準

兩人約會的過程我沒有參與，事後接到我同學的電話，第一句就是：「你怎麼介紹個這麼矬的人給我啊？」然後，她開始細數男生太瘦、不夠高、臉上有痘、髮型老氣、穿著筆挺的西裝來約會，活像賣保險的、聲音不夠渾厚……她的吐槽不算多，我也就靜靜聽了……大概三十分鐘吧。

在她中場休息喝水之際，我囁嚅地問了一句：「你不是說隨便嗎？這男生條件其實還行啊。」

「我的確是說隨便啊，我條件真的不高，可你這個也太隨便了吧。」同學甩出這句話，我彷彿看見她在電話彼端翻了白眼。

於是我只能默默把手機號碼換掉，彼此斷了聯繫。

那些喜歡把「隨便」掛在嘴上的人，最可怕的地方不是他們沒有標準和要求，

也不是標準和要求過高（雖然這也是問題之一），而是他們的標準一直在變化，你永遠也拿不準這群謎一般的人到底要什麼。

愛說「隨便」的人就和喜歡說「看感覺」、「看心情」的人一樣，他們今天可能迷戀芭比娃娃，明天又會愛上泰迪熊，誰也不知道他們怎麼想。所以，請各位遠離喜歡說「隨便」的人，因為**他們標準不定、捉摸不透，骨子裡非常挑剔卻又缺少挑剔的資本，和這類人相處、合作將會是一場曠日持久的內耗**。

以前我也是一個喜歡「跟著感覺走」的隨心派小青年，隨著年紀漸長，發現生活還是算計著去過好一些。**算計不是斤斤計較、費盡心機、喪失情調，而是多一些理性和坦誠。這樣反而省事。**

過去約吃飯，別人徵詢我的意見時，我也會說「隨便」；現在，如果對方真心詢問，我會明確告知「只要不是豬肉、是辣的我都喜歡」。

過去大家一起出去玩，討論去哪裡時，我會說「隨便，去哪裡都行」；現在，我會告訴大家「只要不爬山都可以」。

很多人誤以為隨便就是隨和，不給他人添麻煩，其實，**清楚表態、告知想法、**

明確標準才是「慎獨」，因為你節省了對方諸多猜測、被拒絕、被嫌棄的可能。

當然，我也不能一竿子打翻一船人，的確有喜歡說「隨便」的人，他剛好真的是一個很隨便的好青年。在小事上，他主動放棄自己的一些原則和標準，以和為貴也好，真不介意也罷，他願意真正把主動權交給你，並且任何結果他都能欣然接受，不抱怨、不馬後砲。如果你遇到了，請拿出你的生命疼愛身邊這樣的人。

兩種「超有事」反而討人喜歡的人

不過另外兩種很多事的人，會讓人越長大越熱愛他們：

一種是，雖然要求很多、龜毛又挑剔，但意圖在於讓事態往更好的方向發展，而不是浪費彼此時間和精力的人；另一種是，自己有理時絕不頂著「大事化小、小事化了」的帽子輕易讓步、委屈自己的人。

第一種人，我欣賞他的韌性；第二種人，我欣賞他的勇氣。總體來說，**我欣賞的是兩者強烈的原則感**。在生活中，有原則感的人可列為稀有物種。隨波逐流、緊跟大趨勢、不要成為異類……環境種種、發展種種、人心種種，讓原則這件事變成了天邊的浮雲——大家沒事兒抬頭看看就好了。每個人都叫囂著想要不平凡庸俗、不落入俗套，但無奈只有心跟著湊熱鬧，身體還是不由自主地往人多的地方狂奔。

反而是因為手繪表格上的一根線條顏色，與其他線條顏色不一致，而果斷棄用耗時兩小時的表格的人；因為買來四個月的鞋子「開口笑」而拍照、寫投訴信據理力爭的人；堅持和不願溝通的同事把問題說開的人，他們讓我覺得，**這些人仍帶著一顆屬於自己篤定的心行走於世，也許充滿艱辛，但內心坦蕩舒服。**

不過，這些人反而最不在乎是否舒服，在他們的世界裡，最最在乎的是好（Good）、很好（Better）、最棒（Best）、使命必達，問題能不能被解決等，讓普通人避之唯恐不及的挑戰與麻煩。更神奇的是，**當一個人成為這類看似貶抑，實則褒獎意味濃厚的「超有事」之人後，全世界都會讓一條路給他走。**看看古今中外，那些取得巨大成就的人，哪一位不是這樣的人。

總之，人生在世，即使自己成為不了巨人，也千萬不要「隨便」去做不受人待見的那一位。

給別人最有價值的回饋

日本松下電器總裁松下幸之助，有一次在餐廳招待客人，一行六個人都點了牛排。等六個人都吃完主餐，松下讓助理去請烹調牛排的主廚過來，他還特別強調：「不要找經理，找主廚。」助理注意到，松下的牛排只吃了一半，心想一會兒的場面可能會很尷尬。

主廚來時很緊張，因為他知道客人是大名鼎鼎的松下先生。他緊張地問道：「是不是牛排有什麼問題？」

松下略帶歉疚地說：「牛排很美味，但是我只能吃一半。原因不在於廚藝，牛排真的很好吃，你是位非常出色的廚師，但我已經八十歲了，胃口大不如前。我想當面和你談，是因為**我擔心你看到只吃了一半的牛排被送回廚房，心裡會難過。**」

如果我是那位主廚，不僅會折服於松下先生的教養，更會被他用心良苦的回饋感動。人人都需要或者希望被理解，作為客人，松下先生顯然懂得主廚在意什麼——守護主廚的尊嚴。**好的回饋始終是「心中有他人」，而不是現在流行的「互相吐槽、挖洞給對方跳」**。提供回饋其實並不是一件容易的事，一旦尺度沒有掌握好，就很容易變成批評。這也是為什麼大家更傾向於保持沉默，在我們的意識裡，認為產生分歧和提出建設性批評意見，會不利於人際關係。可是，像松下先生那樣的回饋誰能不喜歡呢？其實，回饋也有好壞之分，主要包括三個等級：

◎最劣質的回饋

最劣質的回饋包括：不給任何回饋、直接把對方堵死、完全不被接受和認可。

不給任何回饋：當對方徵詢意見或看法時，直接以沉默對待，或者用「滿好的」、「還可以吧」這種看似簡單，實則粗暴的語言回覆。

直接把對方堵死：A：「如果你的表格能做得清楚一點就更好囉。」B：「我覺得已經很清楚了。」這種回話方式，對方一定很不爽。

完全不被接受和認可：永遠只看到缺點，不給予積極的回饋。最典型的例子就是小時候即使考了全班第一，爸媽也只會說「別太驕傲，重要的是下次繼續保持」，而非「你真棒，我們為你感到驕傲」。

這種最劣質的回饋有兩個特點：一、你無法從中獲得有效資訊；二、這種回饋會讓人在情感和情緒方面受到不良影響。

◎稍微好一點的回饋

稍微好一點的回饋包括：不直接觸及問題、模稜兩可、討好他人。比起前述最劣質的回饋，這種回饋能讓人獲得一些資訊，但資訊的有效性卻未必好。

不直接觸及問題：溝通時，當你拋出問題，對方總是顧左右而言他，讓你得不到最直接的答案。

有時我會收到邀請，要我替某個專欄寫稿，稿費自然是我關心的問題之一。當我在了解清楚對方的需要和要求後開始談稿費，對方立刻顯得兵荒馬亂了起來。例如，我問：「請問你們的稿費如何計算？」對方會說：「我們平臺有幾十萬粉絲，這對您是一個很好的曝光。」

我寧願他直接告訴我「我們沒有稿費喔」，也不想讓他在螢幕前擺著一張尷尬（或者不屑）的臉敲出上面那行字。

溝通是有時間成本的，如果你明知對方在意某些點且自己無法滿足，不妨一開始就說明，這樣彼此也可以考慮是否繼續下去，或者換個雙方都滿意的合作方式。

模棱兩可：這樣的回饋會讓人很無奈，因為當人們尋求回饋時，都希望聽到明確、清楚、更偏結論性的答案或指引。而給出模糊答案的人，通常是因為他們想得不夠清楚、立場不夠明確，或壓根就沒有理解問題等原因，無法提出有效回饋。

我曾和一位前同事一起討論某位難搞的客戶，希望能夠盡快擺平他。在一開始我闡述了此次溝通的目標：找到解決方案，讓他成為我們的簽約客戶。同事很可靠，洋洋灑灑地寫了一白板針對這位客戶的分析：客戶特徵是〇〇〇、客戶需求是〇〇〇、我們能提供的幫助是〇〇〇。看起來相當全面。

但這其實不是一種有效回饋，原因有兩點：**第一，同事的分析裡有不少自相矛盾之處**。例如，她指出「該客戶家境優渥，不介意購買稍貴但優質的服務」這個特點，但在後續分析我們服務的優勢時，她又提到「與競爭者相比，我們產品的優點是價錢低廉、CP值高」。試問，如果你富得流油，又怎會把CP值擺第一呢？

第二，只陳述表象，缺少分析。就像「該客戶家境優渥，不介意購買稍貴但優質的服務」這個結論，並不是同事親口詢問客戶得知的，而是她根據客戶背的名牌包自行判斷而來。顯然，客戶有錢不代表他願意在另外一方面砸重金。

模稜兩可型回饋雖然看上去也是面面俱到，但與全面、合理的回饋不同，多有矛盾、缺少可信分析是最大的問題。

討好他人：這種回饋通常發生在面對比自己位高權重、或有所圖的對象時。我們擔心自己的真實回饋會影響既得利益，所以不得不耍些小心機討對方歡心。

例如，老闆的新髮型明明就不好看，但當她詢問你時，你也只能說：「看起來滿有氣質的。」如果你認真提出改良意見，接下來的日子恐怕會不太好過。

◎最好的回饋：環境寬鬆＋認知準確＋感受良好

什麼是最好的回饋？就是能從環境、認知和感受三方面都得到好的體驗。

環境：史丹佛大學商學院講師卡羅爾．羅賓表示，**在猜測別人對我們的看法**

時，我們總是會假設最糟糕的情況——如果無法獲得回饋，我們就像盲人摸象，這將帶來不必要的壓力。而解決方案就是在人際關係和工作場所中，營造一個「寬鬆的回饋環境」。

第一，開門見山，明確目標。尤其在奉行效率和效果優先的職場溝通中，這一點更為重要。所以，不妨直接告訴對方為什麼會有這次溝通？此次溝通你希望達成的目的是什麼？你希望對方在哪些方面提出回饋？

第二，避免抵觸和防禦心理。回饋中我們可能會接收到一些不合自己心意、甚至有衝突的資訊，這時要提醒自己，**不要惡意揣測對方的用意。**且要牢記，獲取回饋，正是希望得到不同看法，能夠改進工作、豐富認知。所以，一旦進入回饋模式，請務必保持開放的心態。

第三，表達感激。願意為你花時間的人，都值得我們好好感謝。

認知：回饋是一件共同合作才能完成的事。傾聽在回饋中當然非常重要，但這不代表當你向對方尋求回饋時，只要帶著耳朵就好。**你要隨時告訴對方你得到某個回饋後的理解和感受，這樣才能促成回饋迂迴向上並繼續開展。**

第一，資訊明確。好的回饋一定能讓人明確接收到自己所需資訊。這個資訊可以是一個答案、一項指示，或者提供求助管道、解決方案使對方明確知道下一步。

第二，懂得適時停止。吸收、消化資訊需要時間；思考、醞釀想法同樣需要時間；當尋求回饋的問題超出你所能提供的說明範圍時更需要暫停。記住，回饋不是非得即刻或在當下就產生效果。

感受：滿足提問者「需要被理解」的需求。好的回饋一定能給提問者「有被完全理解」的感覺。所以，你不妨在回饋的過程中，時時詢問對方是否理解了你的意思，及時了解自己的回饋是否跑偏。

回饋需要提供有建設性的看法，但這並不意味著一定得用教導、居高臨下或者批評的口吻，**認可對方的提問和己有看法可以促進交流更加順暢；還有，要多使用第一人稱，例如「我們」，而不是第二人稱「你」，以此拉近雙方距離。**

法國批判現實主義作家司湯達曾說：「向隨便什麼人徵求意見，敘述自己的痛苦，這會是一種幸福。」我想如果還有另一種幸福，那就是能得到有價值的回饋。

別用「打工思維」去工作

在正文開始之前，我們先來做個測試：

- 你每個月最開心的日子，是發薪日這天嗎？
- 工作中遇到難題時，你會習慣性先問問老闆的意見，或者找同事商量一下？
- 你這兩年的薪資和職位都沒太大變化？
- 這一年每天工作的內容都差不多，幾乎沒什麼變化，沒學到新技能？
- 下班後就想關掉手機，遠離工作上的事？
- 工作時喜歡清閒，只要清閒就有種賺到的感覺？
- 總有「工作能拖就拖，太早做完老闆又會安排別的事情給我」這樣的想法？
- 對工作的看法是「這只是一份工作，我需要它是因為要生活、糊口」？

● 認為老闆和員工總是站在對立面？
● 你是否認同「拿多少錢，就做多少事」？
● 不喜歡上頭安排不熟悉的工作給你？
● 對目標沒什麼概念，比起這個，你比較在乎「如何讓老闆覺得我表現好」？

上述這十二個問題，如果你回答的「YES」占一半以上，證明了你在工作中是典型的「打工思維」。那麼，何謂打工思維？它其實和「打工者」（受薪者）這個身分並無太大關聯，關鍵在於**你對工作的認知和態度**。有打工思維的員工，最常抱持的想法是「我只不過是個打工（領薪水）的」。在工作中，很多人都因為打工者思維而陷入被動狀態，**認為每件事都是為了老闆和他人而做，而不是自己**。

打工思維最常見的八種表現是：

● 賺到的薪水剛好夠維持生存。
● 即使是辦公室的工作，可能也是靠著體力、慣性幹活，而非智力。

- 工作主要都在混，每天上班就是等下班。
- 最關心的是「如何能讓老闆看得起自己」，而非實現目標或結果。
- 一天一天算著日子等發薪，而非積極創造價值。
- 對工作缺乏甚至毫無動力。
- 長期處於公司架構中的最底層。
- 上班就是用時間換錢，除此之外別無其他收穫。

誰在這個時代求穩、不變，誰就會被淘汰

坦白說，打工思維也非一無是處。對於沒有太大野心的員工來說，在職場上帶著這種思維，至少能讓他們少擔點責任，工作相對容易、單純。但它最大的弊端在於：**有打工思維的員工極其容易被淘汰**。因為打工思維這種求穩、被動、只在乎當下而不考慮未來的基本設定，與當今變化迅速的時代有所衝突——換句話說，誰在這個時代求穩、不變，誰就會被淘汰。

與打工思維相對應的是「老闆思維」，或稱「創業思維」、「股權思維」，這幾個概念大同小異，也是當代社會最提倡的狀態，有兩個特徵：

第一，可將自身效益最大化。在公司裡，無論你的身分是員工、老闆還是創業者，都能利用一切資源使自己或企業有更大的單位時間產出。

第二，看重未來的利益空間，甚至會破釜沉舟為此犧牲眼前的利益。願望總是美好，可是有句老話叫「不在其位，不謀其政」，作為一名普通員工，我們受所處境地、既得利益、自身能力的限制，很難真的以老闆思維對待工作，因為做得不恰當很有可能事與願違，給老闆、同事留下負面印象——覺得你沒有做好本職工作、瞎操心。

所以，與其要求員工把打工思維改為老闆思維，不如現實些，思考哪些思維方式對職業生涯事關重大。在我看來，想要成為優秀卓越的職場人，有四種思維方式不可或缺：

◎自我管理思維

彼得．杜拉克在著作《自我管理》裡提到的幾點，很值得職場人思考：

第一，「我的長處是什麼」和「我的工作方式是怎樣的」。思考這兩個問題，其實是在**幫助我們讓工作效率、效益最大化**。同時也能讓我們有更清晰的自我認識，在職場角色轉換、職業平臺變化時，能花最少時間和力氣走上正軌。

第二，「我屬於何處」。當你清楚自己的長處和工作方式之後，接著思考「我屬於何處」，這其實是在幫助自己篩選那些不適合的工作，甚至是排除誘惑，可降低你走冤枉路的機率。

第三，「我如何學習」。這個答案決定了在漫長的職業生涯中，我們的後勁有多足、究竟能走多遠、站多高。

◎關注「事實」而非「感受」的思維

英國哲學家羅素曾說：「不論你在研究什麼事物，還是在思考任何觀點，**請只問你自己『事實是什麼』以及『這些事實所證實的真理是什麼』**。永遠不要讓自己被『自己所更願意相信的』，或者你認為『人們相信了之後，會對社會更加有益的東西』所影響。只是簡單地去審視，什麼才是事實。」

職場上關注「事實」的益處在於，你可以更多地屏除「人」的影響，進而更完整地投身到事情——目標、困難、問題、危機——當中，解決問題、實現目標是一個優秀職場人的基本功。更重要的是，**關注事實真相就是學會質疑，而質疑是追求進步與卓越的基礎**。

◎用「高階版」的自己面對工作的思維

推脫責任、逃避困難、喜歡待在舒適圈，這些都是人之常情，挑戰自我、歷經磨難從來都不是人類的天然屬性。矛盾的是，希望成為更好的自己卻是我們天性中渴望追求的，所以面對困難和問題時，低階版本的我，習慣躲避、推卸，但需要強迫自己用高階版本的我去面對工作中的一切挫敗和不順。

工作時試著說出：「讓我來完成○○○。」、「讓我來承擔○○○。」、「我願意為○○○負責。」、「我想要嘗試○○○。」高階版的自己並非沒有恐懼，而是**能用更主動的態度去面對害怕，然後正視工作中的一切遭遇**。所以，下一次碰上工作難題時，不妨先退出來想一想，那個更好的自己會如何處理這一切。

◎「不妨一試」的思維

工作中，**即使有時你努力錯了方向，也比你什麼都不做要好**。前者至少是在探索，而後者只是在原地踏步。

導致我們原地踏步的原因可能有很多：害怕損失、糾結利弊、追求完美……但無論藉口多麼美好，**原地踏步的後果就是什麼也得不到**。反而，放開手腳、不妨一試可能會帶自己走出僵局和困境。

「不妨一試」的背後，其實與**執行力能否有效實現**有關。日本研究管理行為學、行為科學管理研究所所長石田淳認為，解決「執行力」問題的核心在於**改變行為**。

無論是制訂出更清晰的目標、合理的獎懲機制，還是想辦法與合作者建立相互信賴和親密的人際關係，其本質都是企圖在行為上有所改變。任何結果的變化都是由一連串的行為操作引起的，所以想要實現好的結果和目標，光是下達命令、上級

評測（目標）	觀察（實現方式）
信任（合作者）	明確（問責、報酬機制）

喊話或施壓，都不可能真正見效。我們必須**找出與結果最相關的那些行為**，透過一些方法讓它們能更完整地為實現目標服務。

我們可以基於評測、觀察、信任、明確這四個象限以提升自己的執行力、實現目標（見上方圖表）。

第一象限是評測（評量、測驗），在評測中，目標應該是可量化的，方便測量和評價。例如，假設你三月份的目標是提高英語聽力，這個目標應該被詳細、具體化為能聽懂ＶＯＡ（廣播頻道美國之音）裡八〇%的內容。

第二象限是觀察，要根據實現目標的方式，觀察此做法是否合理、可操作，執行者的行為是否正確。例如制定員工操作手冊、建立標準作業流程等。

第三象限是信任，這點主要是針對與合作者建立良好的人際關係。明白了這點，我們就可以在執行目標的過程中，尋求解決人際問題的一系列方法。

第四象限是明確，意即建立清楚的問責和報酬機制。當中應包含負責人、最後期限、檢驗目標實現的準則、獎勵的標準、時機、內容等項目。

所以，職場中可怕的從來都不是「我只是一個打工仔」、「我還不就是領人薪水」，而是對這種想法習以為常，且永遠帶著這樣的態度去處理工作。

獨立，讓你越來越出色

社群軟體領英（LinkedIn）曾做過一項調查：七四%的初階或中階職位女性，都希望追求更高的職位，其中不乏以CEO為目標。但在一男一女兩位候選人的經歷、資質都完全相同的情況下，男性被錄用的機率遠大於女性，即使是被錄用後，女性往往要付出更多，才能升職到高級職位。包括**像好萊塢這種看上去非典型的職場，女演員們也有自己的「職場天花板」**。

我曾看過一則關於《紙牌屋》女主角羅蘋．萊特爭取同工同酬的報導。萊特發現自己在《紙牌屋》裡飾演的第一夫人克萊兒，人氣其實比凱文．史貝西扮演的總統法蘭克更高，於是向Netflix公司（網飛，全球十大網路劇網站中唯一收費者）提出要求，要與史貝西同工同酬。她說：「我的片酬要和凱文一樣高。我看到統計數字說，克萊兒比法蘭克更受歡迎已經有些日子了，所以利用這個機會提出加薪申請，如果你不同意，我會對外宣布這個消息。」結果對方答應了。

可見，即使是在好萊塢，女明星與男明星同工同酬的問題也是前途漫漫。而這只是女性在職場面臨的眾多不公之一。

除了傳統「男主外、女主內」的觀念，使得女性偏向把重心放在家庭，進而影響了自己的職業生涯外，身為女性的確有一些與生俱來的問題，導致我們無法在職場大展拳腳。

◎問題一：女職員更容易情緒化

根據《環球科學》刊登的一項研究表示，女性受試者在面對某些會引起人們情緒——尤其是負面情緒——的畫面時，反應要比男性受試者更加強烈、情緒化。研究人員透過查看她們的功能性磁共振成像圖發現，女性受試者產生的強烈反應，與大腦中控制肌肉運動區域的活躍度升高有關。也就是說，**從基因學角度看，女性的確比男性情緒化**，她們面對負面事件或圖片時情感活動比男性更為激烈。

看來，「女上司、女同事難打交道」這種刻板印象，並非空穴來風。

◎問題二：習慣性抱怨

情緒化帶來的必然後果就是抱怨多多。男性更傾向選擇將情緒壓在心底，或者邊喝酒邊找朋友訴說，而女性往往習慣「話到嘴邊就自己滾出來了」，並且把「我就是隨便說說」當成理所當然。可是**沒有主管、老闆喜歡底下的人抱怨**，抱怨是最無用處的了，但因為女性老是對此習以為常，無形中也成了晉升的障礙。

◎問題三：對公司缺乏忠誠

想想你自己或者身邊的女同事，是否說過類似以下的話：「如果老公能賺錢，我也就不用這麼辛苦了，當個全職主婦該有多好。」、「○○公司可比咱們這裡待遇好多了呢。」

美國社會心理學家馬斯洛發現，男人與女人發牢騷的形式有很大不同。**男性習慣就事論事，而女性更喜歡由點及面，賭氣地說出最嚴重的結果**。在辦公室中，女性說辭職、跳槽的機率比男性高得多，儘管她可能一輩子都不會離開公司，卻無意給主管造成了「她對公司缺乏忠誠，可能很快就會離開」的負面印象。

◎問題四：太過追求安全穩定

這點乍看之下與問題三有點矛盾，實際上，相較於男性而言，女職員更在乎同份／同種工作能否延續，不喜歡改變和接受挑戰。這也許是本能，也許是習慣，也許是出於家庭等各方面的衡量後做出的舉動，然而，**主管永遠喜歡多功能的部屬**。

基於現代女性受教育的程度，很多工作男女在智力、能力上並未有明顯差距，影響我們晉升的，除了對女性身分的偏見外，在前述四個問題上，我們確做得不夠到位。

在職場上，性別不應該成為區別

女性想要在職場贏得尊重，還需要在以下三個方面實現獨立，如此一來，你的表現必定會更加出色：

首先，不要拿女性這個身分當藉口。

不僅是這個社會和男性，身為女性，我們對自己其實也有刻板印象。我畢業後的第一份工作，是在一家外資五〇〇強的公司做儲備幹部。在實習的第一年，我們要學會公司的各種軟體和SOP，並且要在到職後的第三個月接受考試，如果第一次沒有通過，一個月後再考一次；第二次不過就要捲鋪蓋走人了，而且滿分是一百分，及格是九十分，所以壓力非常大（我在本書前言也提過這段經歷）。

當我學習其中一個有關人力工時的計算軟體時，因為涉及一些數學公式運算，我的心中產生了恐懼。一方面，數學一直是我的死穴，我人生秉持的原則之一就是能不碰就不碰、最好老死不相往來；另一方面，公司一直有傳言，說考核這個軟體時，女生首次通過的比例非常低。

某天工作午休，吃完午飯我在茶水間抽空複習，我們的區域經理進來喝咖啡，看到我在苦讀，就隨口問了句：「複習得怎麼樣了？有沒有把握一次通過？」我如實回答：「其他項目還行，就是人力工時這款軟體有點擔心，誰教我是女生，天生對數字不敏感呢。」聽到我這麼說，她放下咖啡杯，嚴肅地對我說：「**在工作上，永遠不要用『因為我是女生，所以……』作為你工作做不好的藉口。**」

十年過去了，這句話我卻記憶猶新，每每在工作中遇到挫敗，它就會跳出腦海鼓勵我。也是從那個時候起，我漸漸拋開了工作上的性別意識，**在職場上，性別不該成為區別**。

「因為我是女生，所以這麼想很正常啊。」、「因為我是女生，所以這差事你來做更合適啊。」、「因為我是女生，所以情有可原吧。」如果你也曾在職場上用類似的話作過擋箭牌，是時候將它丟開了。**假如真的有針對女性的職場天花板存在，這種意識就是鑄成天花板的第一層壁壘。**

與價值和貢獻無關的，都不值得一提

其次，目標導向、結果第一。

當我們拆除了職場上男女有別的壁壘時，後續的討論就不再受限於性別差異了。一個很重要的觀念：無論男職員還是女職員，**只要你受雇於組織或某人，你就有責任成為有價值——且價值越高越好——的人**。有句話叫「職場不相信眼淚」，我非常認同。何止不相信眼淚，只要是與價值和貢獻無關的淚水、汗水、苦勞、付出，在職場上都不值一提。雇主付給你薪水，你提供相對應的服務，各得所需。工作的本質首要是賺取利潤、等價交換，反而是現在提倡的「快樂工作」這類偽職場哲學我才覺得奇怪，職場又不是什麼風月場所，誰都沒有義務對人賣笑、討人歡心。

作為一名職場人，只要在位一天，就要把完成的計畫、實現的目標、創造的價值、提供的貢獻放在第一位，「目標導向、結果第一」是評估職場人優秀與否的絕對標準，而這條標準絕無性別之分。

最後，再貪心一些。

目標導向、結果第一適用於所有職場人，但對於女性來說，從古至今，我們的確在家庭中付出、承擔得更多，似乎已習慣了要工作為家庭讓路，習慣了犧牲前途換取家庭美滿，甚至把這種習慣當成與生俱來的本性，心安理得地認為理應如此。

加利福尼亞大學洛杉磯分校生物學博士、麥肯錫前合夥人、現在的比爾和梅琳達．蓋茲基金會北京代表處首席代表李一諾女士，是我非常崇拜的職場人。她頂著這樣的頭銜還生了三個娃，如今依舊保持性感的馬甲線。

她的第二個孩子和第三個孩子，都是她在麥肯錫升任副董和合夥人時懷上的，當時的她挺著大肚子到處飛，同時還能保持親餵寶寶一年多，這些過往說起來不過三言兩語、輕描淡寫，但只有經歷過一手家庭、一手職場的女性才知道過程有多艱難。更何況，李一諾的職場是那般光鮮亮麗。

她曾說過：「女人還是要貪心一點的好。**要貪心一點，就是別覺得『想要』是一件壞事；只要不妨礙別人，對自己要求貪心一點是件大好事。**我又想要孩子，又想要工作，還想要有情趣的生活，那就定這個目標，然後想辦法實現。如果自己都不貪心了，那你想要的生活也不可能從天上掉下來。」

李一諾曾經想學油畫、想學鋼琴，但又要工作又要陪孩子，家裡還有長輩要顧，看上去怎麼都不可能實現。但最後她還是在三十六、三十七歲時學會了鋼琴和油畫——晚上十點以後才有空，那就把老師請到家裡來教畫畫；學鋼琴夜深人靜怕吵到家人，那就買電子鋼琴插著耳機練習。

如果你的貪心不是只有想想而已，而是建立在第二點所說的，「以目標為導向、把結果擺第一」上，這樣的貪心必定有回報。職場女性也該如此，如果你想要升職、賺很多錢、殺進高層，那就**先把夢做起來，然後一步步去實現，不要讓成家**

生子成為自己職場生涯終結的藉口。

女性的命運要靠自己改變

臉書的營運長（COO）雪麗・桑德伯格，曾對全世界女性同胞說：「我希望你們懷著進取心，在事業裡全心投入、去掌控世界。因為世界需要你們去改變，全世界女性都在指望你們改變她們的命運。」這碗心靈雞湯雖然熬得濃烈，卻不失道理。

我們也許不需要像雪麗那樣，有如此大的格局非去掌控世界、改變全世界女性的命運不可，但如若能在自己的職場生涯做出成就、贏得尊重，聚沙成塔，終有一天，這個世界對待女性的方式和態度就會有所不同。

第五章 職業焦慮

職場拚的不只是實力，
而是……

職場拚的不只是實力

一位上進的職場人會告訴你，在職場上，要拚的是業績、效率、情商（EQ）、溝通能力、團隊合作……總而言之，這些都是工作實力。但一位優秀的職場人會告訴你，**現代職場早已不是只拚實力的時代了**。

兩年前我擔任某團隊的主管時，需要替該團隊招聘新人。徵才廣告發出去後收到了很多履歷，其中一位英國海歸碩士吸引了我。印尼志願者、新加坡專業比賽大獎獲得者、曾去非洲大草原救治過動物、在大別山（編按：位於中國安徽、湖北、河南省交界處的一座山脈）做過教育志工。這種國際化、多元化的背景正是我們公司要找的人，所以我一點都沒耽擱，當下打了電話邀約面試。

不過，在我見到這位海歸碩士第一眼時，就決定無論她有多優秀，我都不會錄用她。並非我武斷，她滿是油膩的T字部位、熬夜留下的黑眼圈、寫滿困乏的臉，以及匆忙間沒對齊的襯衫鈕釦，都在朝我吶喊：「還等什麼，直接淘汰我吧！」

她的經歷展現出她具有很強的實力，但她的外型讓我對她的實力產生了質疑。

團隊形象差人一點，與八百萬元訂單失之交臂

外在形象在職場上有多重要？至少值八百萬吧。這是我的第一份實習工作教我算的一筆帳。大學即將畢業時，我在一家香港上市的房地產公司當實習生。我所在的部門是營運拓展部，主要負責公司在長三角地區（編按：長江三角洲經濟圈）的所有大樓，徵募大公司的看板位子。當時我的團隊已經和世界頂級的數位相機公司談判到了關鍵時刻，只剩一家公司與我們競爭，看誰能拿下最後的合約。

終極談判那一天，我們和競爭對手公司，一起在甲方的會議室裡競標。走進會議室時，對手公司派來的五位談判者令我記憶猶新。他們穿著統一、合身的正式裝扮，女性臉上是得體的淡妝，頭髮要嘛是俐落的短髮，要嘛盤得一絲不苟；至於男士，鬍鬚剃得乾乾淨淨、領帶紮得端正整齊、白襯衫沒有一點褶皺……不知為何，

談判還沒開始，我就覺得自己這邊已經矮人一截。

倒也不是我們有多邋遢，但從外在來看，我們團隊有穿套裝的、也有穿牛仔褲的；有化了妝的，也有完全素面朝天的，整個士氣很弱。更糟糕的是，那天奇熱無比，大家下了計程車走到談判地點，幾乎所有人都已濕透。男士們的襯衫貼著身體，腰腹的贅肉清晰可見；女士們內衣的顏色則在沾了汗水的襯衫下若隱若現。坐在會議室裡，大家氣喘吁吁、滿臉滿身都是汗，完全一副進城逃荒的狼狽模樣。

最終我們敗了。告別時，甲方公司對我們的團隊主管說：「其實你們的實力挺好、開出的條件也夠誠意，但另一家在這兩方面也不比你們弱，更重要的是，**他們代表的公司形象整體感覺非常好，讓我們覺得更放心、更專業。**」——一張值八百萬元的訂單就因為外在形象，與我們擦肩而過。

專業會從細微的事情上折射出巨大效應

所以，最頂尖、最優秀的職場人不僅最有實力，更是外型俱佳。**只拚技術、業**

績的時代早過去了，現代職場，內外兼修才是王道。

當然，我所說的外型並非指顏值要多高，而是你是否能把自己打理得清爽、乾淨，穿衣得體，看來精、氣、神飽滿。倫敦吉爾德霍大學（現為倫敦都會大學）曾做過一項研究：職場上，外型平凡的男性比外型好的男性少賺一五％，外型平凡的女性比外型好的女性少賺一一％。

心理學中的「月暈效應」也詮釋了這一現象：當認知者對一個人的某種特徵形成好或壞的印象後，他還傾向於據此推論該人其他方面的特徵。人們之所以更喜歡與外型好的人合作，是因為認為他們對自己更有幫助。換句話說，我們普遍認為外型好的人能做出更積極的判斷，同時也願意和這些人建立更好的合作關係。

這其實是有道理的，職場上，注重外型的人至少說明他具備以下三項特質：

第一，注重外型的人都超級專業。專業不僅會表現在技術、能力、接人待物等方面，很多時候，還從一些細微的事情上折射出巨大的效應。

雅虎CEO梅麗莎．梅爾即使已被全球媒體封為「矽谷最美麗的女人」，但她並未仗著自己的高顏值，就降低穿著打扮的水準。梅爾深知「時尚是一種藝術形式，更是個人在生意場上的重要標籤」，她合身的夾克、正好及膝的A字裙、鮮亮的顏色，讓人們總能從一堆人中一眼就發現她。所以梅爾也被譽為「矽谷最會穿衣服的十位CEO」之一。

大部分人都很難擺脫「首因效應」（先入為主效應），在第一眼看見一個人時，我們很難立刻看出他的才華、實力為何，因此總不可避免地透過外在形象判斷——所以**專業的職場人，都懂得如何利用外型賺取印象分數**。

第二，注重外型的人，本質上是在展現自律。從表面上看，一個注重外型的人是在展示自己的容貌、身形，**其實反映出來的是他有多自律**。

光是洗臉、刷牙這樣再尋常不過的小事，都不見得每個人能天天完成了，更何況身為忙碌的上班族，每天工作八小時甚至更長，經歷一、兩個小時的通勤，回家可能還要寫計畫、回郵件，誰都想早上能多睡一會兒，所以很多人寧可犧牲早餐，只為按掉鬧鈴能再睡十分鐘。後果就是匆匆忙忙地起床、隨便抓件衣服套在身上、潑水把臉沾濕就算洗了臉（然後沒刷牙），接著一路小跑步、衣衫不整、大汗淋漓地直奔公司打卡。

可就是有些人永遠都能帶著清爽的妝容、衣著得體、氣定神閒地出現在辦公室。**他們並不比誰更多些時間，只是克己、自律，讓習慣變成本能，始終展現自己最好的一面**。我的主管曾說過一句讓人難忘的話，她說：「能夠天天帶妝上班的人都是狠角色，她們容不得自己半點不好。」

第三，注重外型的人，其實是心中有他人。我曾一度以為看重外表的人非常自我，因為他們總想在別人面前展現自己——容貌、氣質、身材各方面，就是想讓別人給自己按讚。後來我的前同事凱先生改變了我的看法，讓我從另一個角度去思考這個問題。

凱是個超級直男，非常不拘小節，這些「小節」自然包括外型。和他做同事半年，我瘦了將近六公斤。

凱坐在我前面，每天我都能看見一座雪山——由肩頭的頭皮屑堆積而成；他一轉過來找我討論工作，**對著他的臉我就忍不住要打量自己——實在是油油亮亮，可以當鏡子用了**；更讓我鬱悶的是，凱很容易流汗，在攝氏二十六度的冷氣房裡，他也能不停冒汗，後背、腋窩下經常濕一大片，坐在他的後方，我有幸觀察他今天的汗漬又在襯衫上形成了什麼新圖案；當然，最難忍的還是那一陣陣「仙氣撲鼻」的體味——**他抬一抬手臂我就吃不下飯，最終輕鬆幫我實現了減重六公斤的目標。**

凱讓我明白，在職場上能夠嚴重影響別人的，不僅僅是一個人的情商、智慧、溝通技巧，還有他的外型。一個人實力再好，如果每天上班頂著油膩的頭髮、滿面油亮、鬍鬚亂長，身上還飄散著外人難以啟齒的體味……所謂的友好合作、順暢溝通、和睦相處，就都是虛幻的浮雲。

對同事、上司、客戶最基本的尊重，首先是打理好自己的外型。那麼，如何才能提升自己在職場上的形象呢？有一些基本的法則是每位職場人都需要知道的：

- 原則一：穿著質地較好、貼合身形的上班服裝。
- 原則二：女士畫得體的妝容，男士注意毛髮問題，尤其鼻毛，千萬注意。
- 原則三：不要有體味，如果容易出汗，建議使用止汗噴霧。
- 原則四：臉部看起來永遠乾淨、清爽、不油膩。

別把第一份工作太當回事

畢業季最熱門的話題有兩個：一個是分手，一個是關於工作。每年臨近畢業季，我都會收到不少畢業生諮詢後者，字裡行間充滿著迷茫、不安，甚至恐懼。

作為一個過來人，我其實非常理解這些情緒，畢竟我們對職場的描述大多偏消極和負面，這個世界裡充斥著爾虞我詐、各種潛規則，加上不知從何時起，有種約定俗成的看法：**第一份工作非常重要，幾乎決定了我們未來的一生。**

例如，我最常收到的問題是：有兩家企業，A公司待遇普通但穩定、輕鬆；B企業薪水不錯，但相對辛苦、競爭激烈。問我該如何選擇？

謹慎一些的畢業生不光是尋求像我這種專業培訓師的意見，父母、知己、過來人、學長學姊、導師……他們幾乎都會問一輪，最後依舊拿不定主意。

坦白說，我不解的是，為什麼選擇第一份工作不能像選擇買件衣服一樣輕鬆、隨性？我們明知自己不會像父母那樣，在某家企業工作一輩子，以後還是會有很多機會重新就業，但大部分人都對第一份工作緊張兮兮、難以定奪。我想全社會、全人類都強調第一份工作非常重要，主要還是兩方面的原因：

◎第一，第一份工作奠定了個人對「工作」這件事的認識

對於職場而言，每一位畢業生其實都是一張白紙，能畫出什麼圖案、塗上何種色彩，都受到第一份工作非常大的影響。你喜歡工作還是厭惡工作？你對同事的怨恨多還是欣賞多？你喜歡團隊合作嗎？你對主管的態度是敵對，還是將之視為領路人？你能否透過健康的價值觀去衡量自己的付出與收穫？你對未來的工作有期待，還是抱著能混就混的態度？這些都是在第一份工作建立起的觀念。

我曾經有位客戶Ｌ，父母頗費周章地把他弄進一家很不錯的企業——就是理想中那種穩定、錢多、事少、離家近的好工作。但裡頭的派系鬥爭和層級關係非常複雜，**他每天最重要的工作就是確保自己站對邊，以及是否把上頭「伺候」舒服了**。有人請主管吃飯，他要負責擋酒；有人送禮給主管，他要懂得如何欲拒還迎；主管

的上司批評了主管，他要懂得如何讓大頭消消氣。

坦白說，L其實不是一個情商很高、多會看人臉色的人，所以他的這份工作一直做得跌跌撞撞、也從沒少挨上頭的罵，做了三年，總算在辱罵聲中累積了點經驗，但L透過這份工作，已經對職場、人心看得非常涼薄。在他看來，職場就是交易、鬥爭，完全沒有感情和雙贏這種事存在——所謂同事，就是隨時會在背後捅你刀子的狡詐之徒；主管則是戴著面具的小人，出了事只會自保，完全不念舊情。

可見，**第一份工作會塑造我們在職場上的三觀——你經歷了什麼，就會用同樣的態度去看待工作。**

◎第二，第一份工作起點的高低，會影響未來在職場上的各項素質

我們特別在乎第一份工作，是因為**害怕起步錯步步錯，一不小心就慢了別人好多年**。事實上，這個問題也的確存在，好平臺給職場人帶來的影響，與普通平臺相比，自然不可同日而語。

單從收入來說，如果你的第一份工作收入很低，在現代社會想要逆襲，難度不

	好平臺	普通（壞）平臺
視野思維	不排斥甚至喜愛目前所處的行業；能夠對當下所處的行業形成自己的見解和看法。	難有全局觀，只是單純做完手頭的每一件事；無法形成自己對行業的看法，總是人云亦云。
知識技能	有完善的培訓體系，員工可掌握該領域的大部分技能和知識。	儘管某些公司願意培訓員工，但絕大多數是採取自生自滅的放牧式管理，難有成長。
人脈累積	能在同個行業內形成交友圈，可合作和互助。	彼此鮮少互動，難以建立新的人際關係。
增值空間	迂迴向上，日後若跳槽將不是平行移動。	多數時候只是在不同的地方做相同的事。

是一星半點，而是舉步維艱。

美國經濟學家麥克・卡爾和艾蜜莉・維默斯，以美國人口普查局〈收入與專案參與調查〉的資料為基礎，進行一九八一～一九八二年期間，美國就業者的收入變化情況分析。為衡量薪酬升降的範圍，他們按收入水準把就業者平均分為十個等級：最低收入者屬於第十級，然後往上是第九級，以此類推，直到收入最高的第一梯度。研究顯示：**大多數首份工作薪酬低的人，幾十年後依然收入不高；而那些一開始就領高薪的人，則更可能繼續留在高收入階層。**

當然，起點高、平臺好的第一份

工作，對畢業生帶來的影響不光是收入而已，還包括視野思維、知識技能、人脈累積、增值空間等四個方面（見第二三四頁圖表）。

總而言之，如果你一開始進入的是一個普通平臺（甚至壞平臺），因為企業格局較小，員工的眼界和圈子都會受限；反之，如果進入的企業格局較大，那麼日後既可以跳到同等格局的企業，也可以跳到格局較小的公司，發展的彈性很大。

話是這麼說沒錯，但現實是，一般社會新鮮人想在第一次工作選擇時，就挑選出最好的那一份，往往很困難。要注意的是，**這裡對「最好」的定義是：自己喜歡的**。而傳統上所說的好，是企業實力雄厚、待遇和各方面發展都不錯。

大多數畢業生在學期間，都缺乏實習經歷和基本工作技能，對行業、職位、公司的了解都很匱乏，換句話說，**大部分社會新鮮人都缺乏贏得好工作的競爭力**。此外，更嚴重的問題是，絕大部分的畢業生，根本不知道自己喜歡什麼樣的工作，當他們走出校門、踏入社會的那一刻，**臉上寫著的其實是迷茫**。

有鑑於這種現實，儘管第一份工作對未來影響重大，但我仍要真心地說一句，

大家大可不必把第一份工作看得如此重要，更無須神化它的價值。

所有的「第一次」都很重要，但如果真的沒達到理想中的效果，還有「第二次」可以期待。人生是由許多個第二次、第三次、第N次拼湊組成的，**無論是第幾次，它都有價值，但無論是哪一次，都擔當不起「一試定終身」的意義。**

奧美廣告創始人大衛．奧格威一生做過很多工作，學生時代的他因為成績太差被迫退學，第一份工作是見習廚師，但這並不妨礙他最後成為廣告教父，並創辦了全世界最大的廣告公司。我們的一生絕不可能僅憑某個「第一次」就永遠停格、不再成長，就連人人異常關注的第一份工作，也不具這種魔力。更何況，**無論多麼糟糕的工作，只要共事的人不糟糕，都還是能挖掘出其中的意義和價值。**

我的第一份工作就是一個團隊合作很差的環境。當時的主管很懦弱，只求當老好人，團隊裡的老員工表面和睦，私下裡互相鬥爭、挖洞，新人不得不忍受欺壓。作為新人，如果你不聽話或是得罪了前輩，他們便會醜化你的表現，加油添醋後向上頭回報。我甚至可以說，以當時的工作氛圍，一進來就辭職也沒什麼不妥。

但我還是堅持做了一年半才離職，因為這家企業是業內最頂尖的公司之一，名氣不錯，最主要的是它有比較完善的培訓體系，我希望能夠完全掌握這個行業裡的基本技能後再離開。這份表面符合傳統定義的「好」，實則問題遍布的工作，給我帶來了兩個重要價值：

第一，我學會了吃苦。工作第一年因為經常熬夜加班，我在不知不覺間形成了「沒有什麼工作有義務讓人輕鬆、愉快」這個觀念，至今仍獲益良多。這減少了我在職場上的抱怨，**把關注點更聚焦在「如何解決問題」上**。

第二，懂得了團隊的重要性。因為第一份工作所在的團隊實在太糟糕，所以後來當我遇到好團隊時，更會加倍珍惜，進而大幅度提升了團隊合作的效率及效果。

如果這是你的第一份工作，從這五件事評斷優劣

所以，無論你的第一份工作是什麼，只要你理性看待、努力投入，結果通常都不會太差。因為**重要的不是「第一份」，而是在第一份中，我們清楚明白自己想要收穫和貢獻的東西是什麼**。大家如果能夠釐清以下五件事，第一份工作從事什麼行

業、在大公司還是小企業，差距都不會太大。

第一，行業知識與技能。問問自己，你是否能在短時間內掌握從事該行業的基本知識和技能。

第二，企業的核心業務。無論企業規模與實力如何，每家公司能夠成立並聘你進門，證明了它至少有立足之本。作為身處其中的員工，你是否已開始接觸所在公司的核心業務？或者上頭只派些無關緊要的雜事給你？

第三，和什麼人一起工作。在一份工作裡，我們能接觸到的人，大致可分為四類：公司CEO（視公司規模大小決定是否和新人有交集）、直屬主管、團隊成員、客戶。

- CEO：也許和新人交集不多，但他決定了一家企業的文化、走向和發展。如果你無法接受一家企業的做法，通常CEO也不會成為你的學習榜樣或崇拜對象。
- 直屬主管和團隊成員：他們會直接決定你的工作品質、心情和進步。

●客戶：工作上多少要忍受一些很令人抓狂的客戶，但如果大部分的往來對象你都不喜歡，或是合作老談不攏，那就要考慮一下是否選對了行業及公司。

如果你在第一份工作中接觸到的四種人裡，至少有兩類是讓你滿意的，那這就不失為一份好工作。

第四，轉行的難度高或低。跳槽、轉行、做斜槓青年在現代社會都是非常普遍的事。當你選擇了一份工作，除了考慮正職上遇到的問題之外，不妨也想想：**有朝一日如果不再做這一行，現在學到的本領中，有多少能支撐你在另一個行業有所發揮？轉行的代價和成本有多高？**例如從傳統媒體轉去做新媒體營運跨度算小、成本不算高；但從技術崗位轉去做行銷跨度就比較大，付出的代價通常也不低。

第五（也是最重要的一點），你是否發自內心喜歡這份工作？或者退而求其次地拋開熱情不談，你是否有意願在這個行業、這家企業潛心鑽研、真正學點東西？正如我前文所說，只要共事的人不糟糕，也就沒有所謂的糟糕的工作，決定自己心態和成長的永遠是我們自己。

如何避免職場上的暗箭？

徐靜蕾導演的電影《杜拉拉升職記》中有這樣一幕：高層要來視察，公司開始裝修，誰也不願意做。莫文蔚飾演的主管玫瑰，就把這個爛活兒丟給了杜拉拉，玫瑰自己則開始開小差，三天兩頭請病假，杜拉拉則頂住困難完成了任務。沒想到等上頭來視察時，玫瑰的病又神奇地好了，精神奕奕地會面大老闆，於是一切都成了她的功勞。杜拉拉這隻小白兔於是成了沒人知曉的幕後英雄。

這是非常典型的職場鬥爭。大多數的職場新人都以為，只要自己真誠對待別人，就能夠避免職場上的紛爭。但每一個人處在不同的位置上，都有自己的利益考量，例如老闆看重的是公司利潤；同事看重的是職位升遷、工資與獎金，目標不同、資源又有限，矛盾和衝突在所難免。

明槍易躲，暗箭難防

工作久了，你會發現那些最恐怖的鬥爭不是明槍，例如主管的批評，與同事的爭吵，而是防不勝防的暗箭。職場暗箭非常容易導致員工罹患憂鬱症。在日本，患有職場憂鬱症的人已突破百萬。所以，日本情緒障礙症協會（Japan Society of Mood Disorders）已開始對此進行專項研究和治療。通常，職場暗箭可以分為下列幾種：

第一，爭奪資源。人脈、管道、客戶……只要是對自己有用的人和事，都要迅速占有。占有好的資源，意味著你能更快速順利地完成業績、實現目標，加薪升職自然也就水到渠成。

第二，乘虛而入。類似《杜拉拉升職記》裡的例子，論功勞和苦勞，你都是不折不扣的第一人，但獎賞時功勞卻被搶走。

第三，親友背叛。也許與你平時關係最好的那位同事，最後往往會成為你最大的競爭對手，或者為了升職、加薪、進修的機會，你會最先與之交惡。

如果在工作中遇到了紛爭，不妨牢記以下四條法則：

◎第一，不要把同事當親人

通常來說，親人是能夠無私幫助你、很少替你帶來危害的人，但同事很難提升到這層關係。

我見過很多初入職場的年輕人，包括我自己，到了一個全新的環境，遇到看似和藹的同事便心生信賴，向對方掏心掏肺。但職場是一個複雜的社會，任何太過帶感情的互動，或者那些因為和對方親近，你毫不設防便脫口而出的閒話和八卦，都有可能使你身陷困境。所以，**和他人保持距離是個不錯的選擇**。

◎第二，不要隨便對同事表現出親疏遠近

在工作上我們都會有合作愉快、談得來的親密戰友；或是彼此「只能有工作往來」的一般同事。**雖然對一個人有好感往往情非得已，但我奉勸各位盡量縮小這種喜好厭惡的差距**。關係上的親疏遠近，在主管眼裡有時可能是一種結黨營私，在人際關係複雜的大公司尤其如此。所以，最安全可靠的做法，就是盡可能與人人都為善、友好。

◎第三，不要全盤相信任何人

職場上處處充滿場面話，對方心裡想的，與他最後做的決策往往和一開始對你說的不盡相同，**我們要學會持保留態度，並對最後的結果釋懷**。換句話說，很多時候，在還沒有弄清楚狀況前，保持中立的態度比較妥當。也許日後當你終於弄清楚了哪些人說的話該相信時，再接著表態會比較保險。

◎第四，沒有永遠的敵人

在職場上，**你可以與人保持距離，但是絕對不可以與人交惡**。就算真的覺得某些人不可理喻，或者不慎與某人發生了爭執，主動去道個歉就好。你或許不是真心感到對不起他，但這樣做至少可讓你少了一個敵人，而這個人在將來的某一個時間，或許又會變成你的貴人。

兩個法則，向上管理你的主管

另外，相較於同事之間的紛爭，處理好與主管之間的衝突才困難。這個人掌握著你在職場上的生殺大權，你不能消極躲避，也不能直接兩軍對壘，明目張膽地開戰。這種時候該如何處理，才能既解決矛盾，又讓主管覺得舒坦呢？

◎法則一：永遠不要與主管正面起衝突

也許你的主管是個和藹可親、且明理好溝通的人，即使這樣，也不要在有其他同事在場的情況下，直接與主管發生衝撞，以致陷入尷尬境地。在職場上，主管有他們自己的顏面、地位、尊嚴和權威需要維護，唯有如此，他們才能夠拉開距離管理團隊，身為部屬，你一定要明白這套遊戲規則。所以，**採用迂回的方式與主管共事是個可行的方法**。

當初我們公司的老闆想帶大家去某個公園聯絡團隊感情，可是這個地方大家私下裡去過好多次了，實在沒什麼興趣。人力資源部門的主管了解這些資訊後，並沒有在會議上直接否定老闆的提議，而是在會後把自己的方案和大家的看法告訴了老闆，既保全了老闆的顏面，又有效解決了這個問題，可說是一舉兩得。

◎法則二：盡量避免以否定、負面的資訊回饋主管

試想一下這樣的場景：主管正在詢問你的工作進度，你確實在專案中遇到了一些困難，所以進展得不是很順利。此時如果你把負面資訊如實回報給上頭，例如進度緩慢、資金不到位、缺乏專業人員、變數太大，自己也不知道何時能完工，我猜你接下來的日子也不會太好過。

回饋神經生物學中，有個關於關於積極和消極回饋的說法叫「臨界點」。超過臨界點的消極回饋會對情緒造成損傷，接著引起「戰鬥或逃跑」（Fight or Flight）的現象。所以減少主管情緒失控的機會是部屬的職責，我的建議是，**負面資訊不是不能回報，但你最好多預先準備一些解決方案**。

我的前同事瑪麗在這方面做得就很到位，主管詢問她某項工作，即使這不是她的分內之事，她也從來不會用：「我不知道，這不是我負責的工作。」回應。**她**

會告訴主管這項工作的負責人是誰，如果有需要，她很願意去了解一下進度，後續再做匯報。這樣的方式既可讓主管知道此事由誰負責（潛臺詞是：長官，您問錯人囉），又能給對方留下一個積極、熱情的印象。

其實任何一種職場紛爭無論結局輸贏，都是有成本的，要嘛傷了感情，要嘛失去利益。所以彼此能夠和諧相處、融洽合作才是最專業、聰明的職場態度。

三十歲以後的職場人生，怎麼過？

任何工作都一樣，**每一位職場人都要認真看待自己三十歲以後的職涯發展。**一個殘酷的事實是，過了三十歲，你只有兩種選擇：晉升或者出局。

我的朋友小飛今年三十二歲，現任某企業培訓公司的資深培訓師，他替很多企業做過內部培訓，工作業績一直很好，最近他的日子開始不好過了。

過去每天工作八小時還不夠用，但現在他每天的工作只要一、兩個小時就做完了；自己主動找工作做，做完了回報給主管，都只得到一句「我知道了」，然後就沒有了下文；同事對他仍舊彬彬有禮，但開玩笑、打趣的少了，下班後也沒人約自己玩樂。更重要的是，單位裡原本屬於他的工作，主管都會交辦給新人去做，小飛偶爾幾次毛遂自薦，主管便笑呵呵地說：「多給年輕人一些鍛鍊的機會嘛。」

小飛說自己也沒得罪誰，工作上也沒犯錯誤，怎麼感覺自己突然就不受待見了？坦白說，小飛是典型的在職場中被「邊緣化」了。

所謂「邊緣化」，就是說**你從架構上而言，還算組織成員，但已經無法進入組織的核心，更別提能從中獲益**。你在組織內的位置處於「臨近邊界處」，只能做些低價值或低意義的工作，職場人際關係更是逐漸表面化，失去學習或者晉升的機會。

過去我一直以為這只是小公司可笑的把戲。直到前陣子華為「清理三十四歲以上老員工」的新聞曝光後鬧得沸沸揚揚，我才明白，即使是在規模龐大、收入很不錯的大公司，年過三十歲，如果不掙扎向上，你的職涯發展終將成為一條向下走的拋物線。

年紀越大，職場劣勢越明顯？

難道一旦年過三十，真的就在職場上喪失競爭優勢了嗎？不可否認，年紀越大，在職場上的劣勢也會越明顯，主要集中在三個方面：

◎你越來越不容易走出舒適圈

一般人開始工作的年紀是二十二～二十五歲，做事風格、工作習慣、擅長的領域等，在經過近十年的工作歷練後都已然成形，並漸漸走向成熟。

雖然現代社會人們更換工作的頻率已比過去大幅提升，但因為分工精細、對專業要求高，大多數時候我們還是會在熟悉、做過的領域和行業選擇，而不會輕易打破壁壘、離開舒適圈。這就使得我們對某一行業、某一職位、某一項技能格外熟悉，形成了深度的累積，這當然是好事。

但是，大部分職場人的專業技能與知識累積到一定程度後，就不再繼續提升了，因為**更精深的專業技能及知識，不是只靠著重複過去的工作內容就能輕易勝任，越想往上進步就越困難，而本能促使我們躲開這些困難，選擇待在更容易、更舒服的區域**。

例如，假使你在二十五歲下定決心學習學程式設計，最後未遂，那麼，當你三十歲時將更難開始。因為這時的你已經很難再撥出時間和空間，挑戰需要專業技能的事物。

◎你會被家庭綑綁

這個世界根本不存在「工作和生活平衡」這件事，如果有，一定是背後有大量的人力、物力在支持。

例如美國著名影星安潔莉娜．裘莉，她是好萊塢電影明星、社會活動家、聯合國難民署高級專員特使、英國倫敦政治經濟學院「實踐客座」教授，同時還是六個孩子的媽。**你看到的是她身兼數職還能把孩子顧好；沒看到的是她家裡一堆保姆、傭人在替她操持家務、照顧小孩。**

大部分人在三十歲時已建立了穩定的家庭，有了自己的孩子。而身為職場人，無論男女，結婚生子後都不可避免地會受到來自家庭、伴侶、孩子的拖累，例如裝修房子、帶生病的孩子看醫生……這些事情都會瓜分你工作的時間和精力。

◎承認吧，你對工作還有多少野心？

我相信每一個剛踏入職場的新鮮人，都曾抱持著雄心壯志，想在職涯中有一番作為。有一小部分人做到了，但**更多的人只是在時光的流逝和重複的勞動中消磨了**

自己的野心，讓自己用慣性而非頭腦去工作。

野心被消磨的原因可能有很多，例如發現了成人世界的醜惡感到絕望；發現自己無論多努力，都抵不過老闆的親戚容易上位；或者生命裡發生了一些變故，選擇用更舒服閒散的方式度過一生。

別氣餒，老有老的價值

無論是看開了、看透了，還是看淡了，通常雄心壯志、衝鋒拚搏的程度，會與年齡大小成反比。難道大齡人士在職場上真的一無是處嗎？非也！首先，工作年限越長，意味著工作技能越嫻熟。雖然「長江後浪推前浪」的事常常發生，但**大部分行業和工作還是認可「薑是老的辣」這句老話**。

因為年齡增長意味著你對自己所處的行業已相當熟悉，無論是解決困難，還是承先啟後、推陳出新，都比一個零經驗的職場菜鳥（想雇用他們，企業得先投入大量培訓）更省管理和人力成本。

其次，工作資歷越深，意味著你在各方面都更加專業。

通常，我只見過剛入社會不久的新人會在工作上碰到壓力、困難而大哭，或者因為難以融入團隊而抱怨，以及有了情緒、覺得自己受委屈，就把辭職信丟給主管。**老員工很少會做這麼失控的事，他們會更專注於自己的價值和利益，所以很少會讓情緒、團隊合作、溝通等事情成為工作上的障礙。**

所謂的職場老油條，就是懂得如何**更完美地聚焦於自己的一畝三分地**。

年過三十後的職場增值三步驟

那麼，我們如何才能讓年過三十的自己在職場上繼續增值，不輕易被淘汰？

第一步，你急需認真自我剖析一番。無論是面臨生活上的重大選擇，還是工作中遭遇的問題，我們其實很少從自身角度出發，往往先從解決事情的角度入手。想解決問題沒有不好，但**問題的根源大多不是事情本身，而是我們自己**。

例如，求職時，我們不會先想自己到底想從事什麼工作？為什麼喜歡？曾為此做過哪些努力？想在這份工作中有什麼發展或收穫？這些正是從「我」的角度做的分析。但一般人的做法都是就「有過來人說這間公司很血汗」、「爸媽覺得這行業不穩定」、「大家都投履歷了，那我也投吧」這些外在方面考量。

大部分職場人都急需耐心、認真地做一次職場自我剖析，想想三十歲以後自己的發展軌跡。管理大師彼得．杜拉克的建議很值得思考：「我的長處是什麼」和「我的工作方式是什麼」，先想清楚自己目前擁有的籌碼，接著從以下兩點著眼：

●我的舞臺在哪裡？

清楚了自己的長處和工作方式之後，接著想想自己屬於何處、找出自己的舞臺，篩選出那些不適合的工作，甚至是排除誘惑，可減少你走冤枉路的機率。

●找到舞臺後，我該如何持續學習？

這個答案決定了在漫長的職業生涯中，我們的後勁有多足，究竟能走多遠，能站多高？

三十歲以後，人們會在職場生涯中有不同的選擇。如果你打算這輩子在一個行業穩紮穩打做到底，就得潛心鑽研，不光是遵循〈一萬小時定律〉（見第八十七頁）那麼簡單，還需要適合的人給你及時、中肯的回饋以及自己的刻意練習。

第二步，如果你打算轉行跨界，需要把下列三方面做好：

●離開時，確保在原有領域做出成績

千萬別在最頹廢、最衰尾、最沮喪的時候離職，不管未來你有多成功，都不能抹去在此時此刻你臨陣脫逃、不負責任、能力欠佳的形象。而且臨陣逃脫很容易降低你對自己的信心。

●善用資源、物盡其用

著名社會學家、史丹佛大學教授馬克・格蘭諾維特（見第一八七頁）寫過一篇著名的社會學論文《弱關係的強度》，他提出的看法是**「人脈的關鍵不在於你融入了哪個圈子，而在於你能接觸多少圈外人」**。換句話說，那些「弱關係者」的背景、資源、掌握的資訊與你大不相同，所以更有機會協助你成功轉行。

●不走尋常路，才能走出自己的路

只有當你有特色時，新的雇主才會對你產生興趣，願意琢磨你的價值和無限可能。比起職場上的不可替代性，最好也最容易的做法，是想想自己的特殊才華在哪裡。畢竟，前者需要得到很多人的承認，我們難以掌控，而後者，則可以盡在自己的掌握中。

第三步，三十歲以後暫離職場、重返校園充電，也是不錯的選擇。我身邊已有三位好友選在而立之年把自己歸零，再次捧起課本學習。但大家不能因為逃避工作、從眾心理而讀書，如果你的情況符合下述四種類型，我比較建議你回校園充電：

類型一：必須透過深造才能跳到更好的平臺。

類型二：你非常清楚自己想要從事何種行業，希望能深入該領域。

類型三：你想轉行，需要重新學習相關領域的知識作為跳板。

類型四：無關喜好，深造純粹是因為工作上的硬性需要，例如公家機關升級、想到大學從事教職。

《哈佛商業評論》曾寫過這樣一則故事：「奧黛麗德・達馬斯・諾丁在五十二歲時被任命為道達爾石油事業組人力資源高級副總裁；五十四歲時被任命為道達爾集團高階主管（三十二人之一）。在她二十多歲時，她在商業方面有著快速多變的學習曲線。然而，有了三個孩子後，有八年時間她的事業處於停滯。在三十八歲的時候，她參加了公司內部領袖培訓專案，使她重新進入事業加速提升的階段。

現在，五十六歲的她位列世界石油巨頭公司的最高管理層，在未來十年裡，她將發揮更大的領導作用。**五十多歲並不意味著老之將至、隨波逐流，而是要更懂得人生的遊戲規則，要更加關注結果。**」

五十歲尚且如此，何況區區三十歲呢！

你是否已患有職場憂鬱症？

昨天接到D的電話，說正在考慮是否要回老家，找份輕鬆點的工作。D任職於一家世界頂級諮詢公司，一年有一半的時間在做空中飛人，最熟悉的地方卻只有各地各國的機場；D的年薪不少，但他吃過最高級的飯通常只有商務艙的餐點；儘管住過不少五星級酒店，自家裝修好的房子卻總是待不了幾天就又得出門工作。

雖說D的工作辛苦，但待遇是真的很不錯，於是我問他這麼好的工作辭了不可惜嗎？就這麼回老家也未免太憋屈了。

D說工作忙、壓力大他都扛得住，但最近一個多月，工作時經常胃部疼痛、頭暈目眩，甚至會不由自主地抽噎、哭泣。他去醫院做了檢查、看了心理醫生，診斷為**極度缺乏休息**、**營養不良**，**外加職場憂鬱症**。

「沒想到我這麼沒心沒肺、身強體壯，也會中了憂鬱症的招。」D無奈地說。

職場憂鬱症的研究起於日本，是日本職場中普遍存在的心理疾病。職場憂鬱症的最大特徵是，患者在私人時間裡能夠正常、愉快地和朋友們來往、參加休閒活動；**一旦進入工作模式，就會感到精神憂鬱，甚至伴隨生理上的疼痛**。如果下述症狀你中了一半，你可能已經患有職場憂鬱症。

- 對自己目前從事的工作認同感較低、看低自己。
- 不願意和身邊的同事有積極互動、合作。
- 工作時間精神萎靡、情緒沮喪或易怒。
- 工作倦怠、對工作結果不再關心或持續焦慮。
- 對工作中的大多數事物感到排斥，例如主管、企業文化、辦公環境等。
- 下班時間也會因為工作上的事焦慮、擔心。
- 因為工作而產生生理疼痛，例如頭痛、胃痙攣、腸絞痛、頭暈。
- 記憶力、反應力下降、進食過量或厭食、睡眠障礙。

職場憂鬱症一般不容易發生在社會新人身上，工作已有段時日，或者剛轉換了崗位、部門、新環境的人較容易中招。導致這項心理疾病的原因主要有四點：

第一，作息時間。如果作息時間非常不規律，例如長期熬夜、輪班、跨時差工作，就會影響生理時鐘，造成內分泌失調，進而誘發職場憂鬱症。

第二，工作壓力。如果你從事的工作具有非常大的競爭性，長期處在人事鬥爭激烈的環境中，需要在緊迫的時間內完成任務，或者需要定期進行業績匯報，例如銷售，也容易罹患職場憂鬱症。與之相反的另一種工作壓力，是工作過於輕鬆、簡單，難以滿足個人心理上的成就感和他人的認同感，也就是**覺得自己的工作沒有價值，如果你剛好是個稍有野心或上進心的人，就很容易患上職場憂鬱症**。

第三，工作環境。這裡指的是精神上的環境。當和同事關係不融洽、缺乏合作支援的夥伴、需要獨自承擔更多工作時，因為壓力難以排遣，積久成習就會憂鬱。

第四，頻繁變動。無論是經常換單位或頻繁跳槽，都需要不斷適應新環境、新同事，這不僅會造成生活壓力，也會使自己的精神長期無法放鬆。因為任何新事物都會帶來新鮮感，同時也讓人心生警惕，因此導致職場憂鬱症。

你是哪一款職場憂鬱症？

早稻田大學心理學教授小杉正太郎在《職場憂鬱症》一書中，把這項心理疾病分為：力竭型、認輸型、喪失型、逃逸型四種。

●第一種：力竭型

如果在學生時代你是優等生、有些自負又有較強的責任感，容易罹患力竭型職場憂鬱症。這類人設定了目標就一定要實現，所以會全力以赴、甚至超載地投入工作，直到身心俱疲。他們在別人眼中也許只是一名工作狂，也看不出有何異樣，直到因為體力透支、壓力過大而精神崩潰或猝死。

●第二種：認輸型

如果你做事認真但又不太善於表達自己情緒，有可能會罹患認輸型職場憂鬱症。這類人由於受到不平等對待、主管提出不合理要求也不敢發聲，只能鬱悶忍受、內心服輸。

●第三種：喪失型

意志脆弱的人會因為工作上遭遇重大變故，精神無法承受而罹患職場憂鬱症，例如自己的工作崗位突然沒有了、剛剛開展的重要項目戛然而止等。

●第四種：逃逸型

如果你自尊心強，或者身處要職、曾經創造不錯的成績，就要小心逃逸型職場憂鬱症。這類人可能**因職位的變動、短期內沒能取得滿意的結果而沉浸於過去的榮耀；相較於此，現狀令他們自尊心受傷，精神也容易崩潰。**

擺脫職場憂鬱症的關鍵

儘管工作的本質並非愉悅和歡樂，但也不該成為折磨。千萬不要等到你情緒崩潰或接近臨界點時才重視這項問題，平時就要防微杜漸。以下方法可以幫你有效抵抗職場憂鬱症：

第一，創造積極抗體。如果你的憂鬱來源於同事的負能量，不妨盡可能遠離他們，或尋找平衡的管道。例如，減少和同事一起抱怨，而是盡可能地用積極的態度回應對方，或者多和正能量、樂觀的同事聚在一起。

第二，給自己洗腦。積極心理學之父、美國心理學會主席馬汀・塞利格曼，曾在TED裡提到五個積極心理習慣：寫一封兩分鐘內可讀完的Email；表揚一個你認識的人，寫下三件你覺得感激的事；花兩分鐘記錄一段積極的經歷；做三十分鐘的有氧運動；冥想兩分鐘。這五件事裡，每天能堅持做一～二件，便足以減緩工作帶給我們的負面情緒。

第三，睡眠乃競爭之母。為工作犧牲睡眠是普遍的事，但哈佛醫學院醫師、全球頂尖的人類睡眠週期專家查爾斯・克斯勒曾明確表示：如果你想提升自己和公司的績效，就得注意睡眠這個基本的生物學問題。

睡眠不足將消耗大腦前額皮質中的葡萄糖，這正是負責自控力的關鍵。**充足的睡眠可以儲存葡萄糖，減少工作錯誤、提高效率。換句話說，睡得好才幹得好。**

總之，工作是人生的重要組成部分，我們有責任與它和諧相處、善待彼此。

能混就混、唱衰公司……別當職場囚徒

小凡來找我諮詢職業問題時剛工作半年。她從上海一間頂尖研究所畢業，歷盡各種面試、筆試，輾壓眾多強勁的對手後，最終突破重圍，被一家世界排名前五的銷售公司錄用。但她剛過完試用期轉正職，來找我諮詢的第一個問題竟是「該不該辭職？」

小凡想辭職的原因不是對薪資不滿，也不是覺得公司未來沒前途，而是同事J讓她很洩氣。J在這家公司已經工作四年了，KPI不算優秀但也沒墊底，四年來始終維持中等水準。但**J總是有意無意在小凡面前唱衰部門和公司**。例如，小凡參加完新人培訓後，覺得未來一片光明、鬥志滿滿，J就在一旁帶著似笑非笑的表情說：「上頭又給你們新人畫大餅啦？」

另個例子是，有回小凡跟著J去見潛在客戶，連她一個新人都看得出只要J再加把勁兒，就差那臨門一腳便可拿下該訂單。J 卻不溫不火地說：「無所謂，你想再對照一下別家條件我也可以理解，各有所長嘛。」結果，那位客戶就真的被競爭公司簽走了。

還有，午飯時小凡和另位新同事聊起未來的職業規畫，打算三年升資深、五年做主管，J 冷不防來一句：「真要待這麼久？你們對公司還真是死心塌地啊。」

小凡很困惑，她工作了半年，覺得公司各方面都不錯，自己也幹勁十足，但**每次聽到 J 這樣潑冷水，心裡就覺得毛毛的**。小凡說：「J 在這家公司做四年了，肯定比我更了解這裡，這讓我越來越懷疑自己的選擇是不是錯了？」

主管不青睞、同事不親近、新人不尊重

還真不是小凡耳根子軟、沒主見，J 這種員工很容易把別人拉下水。位列全球第四大人力資源諮詢公司的怡安翰威特，曾發表一則報告《是誰在給你的企業拖後腿──如何解決職場囚徒問題》（以下簡稱《報告》）。裡頭提出了「職場囚徒」

這個概念：「這些工作者既不會正面宣傳公司的形象，又不願努力打拚，但仍打定主意繼續留在公司。這些人並非一般意義上的不敬業者——他們非但不努力工作，而且還不去另謀高就，既缺乏進步的動力，也沒有離開的勇氣。」

據統計，像J這種在同一公司任職四年的員工，成為職場囚徒的占比達七．七%。根據上述定義，大家應該已經想到，自己身邊有不少的職場囚徒，甚至你自己就是其中一分子。簡單來說，**職場囚徒就像是被卡在了自己的職業生涯中，隨著時間的流逝，他們逐漸消磨了鬥志、放棄了改變的意願**，最終成了主管不青睞、同事不親近、新人不尊重的老鳥。

工作沒有進步和挑戰，就是在混日子

我相信大部分初入職場的人，都曾像小凡那樣萬丈雄心、鬥志昂揚，但最終還是會有一部分人無可避免成為了J，這種變化是由內外兩種因素造成的。

從外因來看，一家企業的薪資體系和晉升管道是否完善、執行是否到位，會大幅影響一位員工的成長走向。若沒有合理的績效管理和薪酬設計，就很容易出現職場囚徒。值得注意的是，根據怡安翰威特的研究，**這個不合理並非公司薪資給得太少，相反的，是給得高於市場平均水準**。換句話說，高於市場平均水準的薪酬，是囚徒團體形成的原因之一。

這也是為什麼儘管J對公司充滿了冷嘲熱諷，卻依然在那裡做了四年，**她不是忠誠，也不是懶，而是自己算完帳後發現，個人的既得利益還是很划算的，所以能混就混、能忍就忍**。

另外，長期待在同樣職位、做同樣業務者，也容易變成職場囚徒。我並非鼓勵大家積極跳槽、頻繁換工作，而是自己心裡要清楚，**隨著年資的增加，你的這份工作是否真的有讓你持續向上提升？**

沒有進步和挑戰的工作，非常容易使人進入混日子的狀態，而混日子的人多數是沒有正能量的。我習慣把一個人對一份工作的感覺分成六個時期：蜜月期、磨合期、成熟期、瓶頸期、厭惡期、慣性期。一般人會在磨合期、瓶頸期或厭惡期中敗逃，而職場囚徒們比較有意思，通常他們都熬過了前五個階段，進入第六階段（慣性期）後就再也難以產生變化。但這種熬過並非是那種克服困難、咬牙堅持積極、勵志的熬過，職場囚徒的熬過是消極的，多由自己的內因造成——他們對業務爛熟於心，卻又害怕接受挑戰、脫離舒適圈。**一言以蔽之，就是缺乏職業理想或抱負。**

在穩固的基礎上持續接觸新的刺激

我們要承認職場上總有不少人是求安穩先生、差不多先生、混日子先生和怕苦怕累先生。國內曾有某個人力資源網站，做過一項關於職場囚徒的研究，有超過萬人參與，**其中近一五%的參與者認為自己是職場囚徒**。

想區分自己或身邊同事是不是職場囚徒，不能光從工作業績評估，因為他們的績效雖然不太高，但也絕不算差；他們不會全然抹黑公司，但也不會拿出積極的態度替自家宣傳、或以自己的職業為榮。總體來說，**他們最突出的特點，就是對工作和公司的認同感不高。**

想從職場囚徒的窠臼中掙脫出來，有三種從輕到重的方法可供參考：

第一，羽量級：多接觸正能量、有野心的同事。心理學中有所謂「吸引力法則」，大意是當你的思想集中在某一領域時，與這個領域相關的人、事、物就會被吸引過來。如果你是一個想尋求改變的囚徒，那就應該盡早營造出積極氛圍，好減弱自己的不滿、埋怨和不認同。

第二，中量級：申請調單位、挑戰新任務。工作和愛情一樣，想在穩定的基礎上維持新鮮狀態，唯有持續刺激。對數十年如一日的工作內容和模式產生審美疲勞在所難免，但我們可以換個崗位、學習新的技能、並接受新挑戰，後續就會對工作再次心動。

第三，重量級：辭職。如果你是重度囚徒——不容易受他人影響、且認為這份工作／公司一無是處——但確實又想改變，那**只能對自己下狠手了**：辭職換個新環境、重新上路。因為釜底抽薪、破釜沉舟、革舊鼎新的結局未必不好。

話又說回來，如果你身邊的同事是職場囚徒，請參考我給小凡的第一條建議：務必遠離像J這樣的人物。

第六章 愛情焦慮

沒人有義務永遠愛你，
但每一個愛你的人，都是行動派

沒人有義務永遠愛你

有時我會想，如果李清照和趙明誠白頭到老，他們的愛情故事還會被傳頌嗎？那些美好大概會變成另一副模樣吧。過去，為了賺錢購買名人書畫和古董，夫妻倆可以不吃兩種以上的肉、不買華服、首飾和高檔家具，日子久了，會不會變成「你看，我多久沒買新包包了」？

過去，李清照陪老公一起編纂《金石錄》時那些為他做的解答，夫妻間玩的猜謎、翻書、飲茶的小情趣，日子久了，會不會變成「媽呀，這日子也太無聊了」？

過去，趙明誠能夠閉門謝客、廢寢忘食三天、作詞五十闋，只為超越妻子那闋《醉花陰》，日子久了，會不會變成「誰有那個閒工夫做這種無聊事」？

我們總以為愛情應該是永遠的「眼波才動被人猜」，沒想到，有一天也會碰上「一枝折得，人間天上，沒個人堪寄」的尷尬與無奈。可這就是愛。**怦然心動、至**

死不渝、琴瑟和鳴般濃烈又美好的感情，終究會被漫長、瑣碎的時日淹沒。最好的愛情只會發生在恰到好處的死亡、有些歪曲的想像和模糊的回憶裡，現實中的愛情都是打過折扣的。

激情、親密和承諾——就是它們害得愛情無法恆久

美國社會心理學家羅伯特．史坦伯格曾提出一個概念——愛情三因論。他認為**愛情由三個基本成分組成：激情、親密和承諾**。激情，是愛情中的情慾成分，是情緒上的著迷；親密，是指在愛情關係中能夠引起的溫暖體驗；承諾，指維持關係的決定、期許或擔保。

我們姑且認可愛情裡的這些成分，然後你會發現，**激情、親密和承諾都是愛情無法恆久的因素**。

禪宗的名句「看山是山，看山不是山，看山還是山」不光適用人生百態，就連最淺薄的皮囊也說得通。簡單來說，激情就和玩雲霄飛車一樣——那一瞬間的翻轉

很刺激，但坐在上面太久只會帶來痛苦。

再談談親密，史坦伯格定義得很好——能夠引起溫暖的體驗。確實，我們在愛情裡或多或少都有過被溫暖、被感動的時刻。例如，他不遠千里冒著大雪把自己送來，給你個驚喜；他明明不會做菜，卻願意為你花一整天時間煲湯；他靠過來的厚實肩膀恰到好處，讓你可以安心流淚；他解救你於危難時的堅定和勇氣……只要你不太計較，愛情裡到處都是這種溫暖體驗。

偏偏難就難在，愛情中的「溫暖體驗」不光用皮膚觸及就好，你還得用心體驗。關於人心，最常聽到的都是「人心難測」、「人心隔肚皮」，這些讓人瞬間喪失信心的話。例如，你在電影院看著一部唯美的愛情片哭得死去活來，卻不小心被他酣睡的呼聲打斷；他分不清你口紅的顏色、包包的形狀、髮型的變化，正如你不懂他玩的那些電動，遊戲規則和畫風到底哪裡不一樣。可見，讓我們喪失溫暖體驗的，有時未必是真心不足，實在是因為性別、基因、背景、閱歷、認知等客觀存在，阻礙了我們相互取暖。

說真的，**靠別人的小太陽讓自己發光發熱，不如「對自己好一點」這個老梗來**

得有效。更何況，就算你們彼此心意通達，是靈魂伴侶的楷模，可耳鬢廝磨久了，也難免厭煩對方的口氣和噴到你臉上的口水。

親密，最接地氣的說法就是習慣。**因為習慣了發生在自己與對方生活裡的一切，所以距離感才會為零，讓彼此產生親密無間的錯覺。**

至於承諾，簡直就是人類在兩性關係裡搞出來的最多餘的事物。你明明知道人世無常、變故難平息，偏偏就是「中了某某的邪，從那一刻起便死心塌地了起來」。承諾最讓人無奈的地方，在於它不像做生意那樣「凡事好商量」，**承諾是一根筋軸到底，容不得妥協。**

例如，如果對方承諾了你A，最終未兌現，你會崩潰；如果對方承諾了你A，最終反悔了，企圖用B補償你，你還是會崩潰。就像你原本指望對方給你一輩子的愛，但他最終只把房子給了你，把愛給了別的女人，難道你會因為得到了房子就釋懷嗎？雖然比起第一種結局（什麼都沒得到），你可能有點安慰，但傷心總是難免的吧，因為你真正想要的東西，那個人不能給你了。

毫無保留怕受傷，放不開又無法盡情享受

只可惜史坦伯格告訴了我們愛的成分，卻沒有說明如何運用這些成分讓愛鮮活如初。因為激情、親密和承諾註定不能恆長久，所以世上並沒有永遠相愛這回事。

那麼，就不愛了嗎？或者要愛得小心翼翼、有所保留會比較好？坦白說，這未嘗不是一種愛的方式，對某些人也許適用，不過有點可惜，**採用這種方式的人在愛情裡不會失控，但註定也不能盡情享受。**愛情中應該有理性的成分，但愛情畢竟不全是理性。

任誰都一樣，學校裡的數學再好，也算不出愛情裡的最大公約數。既然有保留的愛不夠好，那就有程度地去愛吧。

和我一起長大的瑩，就是一個對愛的分寸拿捏得特別得當的人。

在熱戀時，她會沉醉在另一半給她帶來的浪漫溫馨裡，成為一個小鳥依人、享受照顧的女生。結婚後，**她會多一份理智去看待二人的關係，而非一味要求繼續維持過去的浪漫。**

例如，當老公忙碌、疲倦時，她並不會因為另一半不能陪伴而心生埋怨，接著開始懷疑兩人的感情，而是非常體諒對方的難處，自己安靜地處理事情、與朋友相聚，打發那些閒暇的時光。雖然平時瑩也會和老公撒嬌、耍點小任性，但她並不會無止境地要老公遷就自己，遇到需要講原則、講道理的事情時，她會收起小女人心，恢復理智地共同討論、解決。

瑩的愛情讓我明白：**你可以享受愛情剛發生時的心動，但不要指望一生中愛情都讓你臉紅心跳**。你可以享受愛得濃烈時，他給你的寵愛和任性的空間，但不要指望那個空間無邊無度。你可以享受大部分時候他對你的理解和善意，但不要指望他時時刻刻都靈魂伴侶附體。你可以深陷在「相愛到永遠」的故事裡，但不必非把日常生活演成王子和公主的童話。

其實，就是要愛得明白些：這個世界不會有一種伴侶，能夠時時刻刻、不知疲倦、三百六十度無死角地愛著你，像開始那麼新鮮，像永遠那麼纏綿。

如果真有這樣的人和你共度一生，難道不恐怖嗎？他得多沒追求，才會在自己的全世界裡只擺滿了你？**年輕時你會以為「人生＝愛情」，但其實人生是「愛情＋**

其他很多事情」。世界上沒人有義務永遠愛你，抓住「相愛到永遠」這個信念死死不肯放手的下場，就是你會在一小段時間裡感嘆：一生太短暫，不夠我們愛下去；然後大部分的時間裡你會哀嘆：一生太漫長，怎麼打發都很難熬下去。

前任是你最好的老師

收到小表妹給我傳的關於前任的資訊。留言很長，內容無奇，無非就是大學校園戀情裡甜蜜相愛、任性往來、分分合合，然後分手、念念不忘的故事。她留言的結尾乾淨俐落，只有三個字，問我：「怎麼辦？」

看完這則留言，我內心的感慨是：人類進化了這麼多年，好多事情都取得了巨大進步與發展，唯獨在兩性世界裡還是玩不出新花樣，套路終究是出奇地一致。

「前任」這類話題實在敏感，說得不好，就會變成怨婦、或被人譏笑你假裝堅強，最嚴重的，便是得罪現任。所以我幾乎不寫涉及前任的文章，但小表妹都來求助了，不理也不行。

坦白講，對於任何一種結局不好的感情，當有人問起我「怎麼辦」時，我的答案都是無解。我真的不擅長這方面的分析，**只能把答案簡單且粗暴地歸結為「你就**

捱著點兒吧」。捱不過，你可能就會去殉情（雖然機率很小）；捱得過，你也許就迎來下一個春天。

這世上，很多鞭辟入裡的分析、眾人首肯的道理都會對人奏效，唯獨感情這件事有理說不清，就算說得清，當事人也不一定聽得進去；聽得進去也不一定做得到；做得到也不一定真的心甘情願。所以，對小表妹我深感抱歉，傳了「捱著」兩個字給她，雖然簡短，卻是我能給出的最有誠意的答案了。

如何榨取前任留給你的剩餘價值？

不過，當現任成為過去時，我們除了懊惱、傷心、憎恨、咒罵、懷念之外，其實還能以一些比較理性的方式看待之。**我是個實用主義至上的人，總覺得一件事情既然發生了，不從中獲得點什麼就有些難受**。所以，這篇文章就帶各位來剖析一下前任這個議題，看看這些人留給你的價值有哪些。

◎第一，無論多難過，都不要因為失戀而傷害自己的健康

雖然為情自殺的人占少數，但為情傷神卻幾乎囊括了所有情場失意的紅塵男女。我有一個朋友和男友分手後，喝了三天酒直接胃出血送醫院。躺在病床上時，她說之前疼的是心，現在既心疼還身體疼，真不划算。還有我大學的室友，和男友分手後絕食兩週，每天以淚洗面、以水充饑，最後暈倒在宿舍送急診打點滴，但她前男友卻連過來探望一分鐘都沒有，反倒是身為苦主的她，落了個「痴情種」的名聲，在男生群裡淪為笑柄。

失戀後找好友咒罵前任、大聲哭泣，用力流淚、失眠都可以理解，但**千萬不要打著難過的旗幟放縱自己買醉、絕食**。有一天，當你幡然悔悟時會厭惡這樣的自己，這正是世上最不好的事之一。

◎第二，有些事實在沒必要追究原因，感情就是其中一項

以前看瓊瑤連續劇最怕看那種女主角告知要離開男主角了，男方抓著女主的雙肩猛搖，邊搖還邊大吼：「為什麼？你為什麼要離開我？」光是看著我都替女主角的胳膊喊疼。

世上有多少對分手的情侶，就可以有多少個分手的理由，但所有理由歸結起來不外乎三個：「他不愛你、你不愛他、你們相互不愛彼此了。」

相愛時，好好愛。他喜歡你也許有千百個理由，也可能並沒有理由，但這不妨礙你們相愛。**不愛時，好好散**。分手時，他也許還對你有不捨和依戀，或者唯恐避之不及的厭惡，但都不重要了。分手就意味著這段愛情畫上了休止符，你該繼續往前走了。

◎第三，把每一次投入的感情都當成是收穫，而不是損失

也許你會後悔曾經在一份感情中愛得太深；後悔曾經在一份感情中花太多錢；後悔曾經在一份感情中太輕易地把自己交給了對方。但**這個世界上沒有什麼事情是免費、不需要付出和絕對公平的**。如果你曾在這份感情中獲得快樂、滿足、感動、成長，這些學費就交得值得。因為，**分手後每一次計較，最後傷害的都只是自己**。

況且，對方又何嘗沒有付出呢？

◎第四，不要因為一棵樹枯萎，而對整片森林絕望

你們是刻骨銘心的初戀；你們是茫茫人海中一見鍾情的彼此；你們是朝夕相對日久生情的一對。無論你們過去曾是什麼，**只要沒能走下去，就證明一定有什麼原因阻礙你們在一起**。不論是愛夠了、太累了、不懂事，還是家人的阻撓，決定分手終究是你們自己的選擇——無論主動還是被動。任何人都不該因為自己的選擇而放棄未來的人生；**長久悼念上一份感情不能說明你長情，只能證明你是一個無法擔當自己抉擇的人。**

所以，走出去，用最好的姿態迎接下一份感情，才是唯一的出路（不要問我怎麼做，如果一定要問，我還是那兩個字「捱著」）。雖然不容易，但你不能放棄。別因為一次失敗的感情，就給自己找「缺乏愛人能力」的藉口。這世上沒有誰不懂得愛人，要嘛是你還沒遇到對的人，要嘛就是你在逃避。

◎第五，一份失敗的感情也可以是一堂寶貴的課

這麼講也許有點功利，但最後沒有在一起，並不代表這不是一段好感情。**如果**

彼此有成長，那曾經的在一起就是值得的。你要知道自己在這一次的經歷中哪裡可以做得更好，下一次才可能擁有更健康、更美好的感情。

嫌棄男友猜不透你的心思，那就在下一份感情中更坦率地溝通你的想法，不要讓對方一遍遍猜測你的心意；嫌棄女友事事都依靠你，那就在下一份感情中學著放手，讓對方更自立。總之，兩個人會走到分手，絕對是一個巴掌拍不響的事。

◎第六，複合不是問題，但反覆玩這套把戲就是問題

分手了，但兩個人都餘情未了、心有不甘，不做好馬吃一次回頭草無妨。這世上多得是複合後終成眷屬的例子。但這個遊戲如果反覆地玩，就挺沒勁兒的。

第一次複合說明了你們還有改正自身缺點、解決問題，彼此都還有想在一起的意願和決心。但複合的次數多了，只證明了：**要嘛兩人關係中的問題無法解決；要嘛你不僅沒有能力改變現狀，也沒有勇氣看向未來**。

當然，還有一種可能是，你們兩人只是想維持一段單純的肉體關係，問問自己，這是你想要的結局嗎？

◎第七，澈底斷絕或是保持聯繫

分手後是否與前任保持聯繫？其實答案本身並不重要，重要的是你得記住：無論你們是老死不相往來，還是偶有互動，**你們都不再是那對相愛的人，也不會再成為彼此最愛的那個人。**

前任通常可以分為兩類：有一類叫為什麼不早點分手的壞男壞女，還有一類叫錯過有點可惜的好男好女。無論過程多不同，只要分手了，結局都是殊途同歸。只要你自己內心是個陽光、正能量、元氣十足的人，什麼樣的前任都可以成為你感情路上的一筆精神財富。不過，如果你選擇繼續和前任保持聯繫，即使聯繫不多、只是社群軟體上的按讚之交，也請顧及一下現任的感受，畢竟他才是更有可能和你度過一生的那個人。**一切因為前任而傷害現任的做法，都不值得。**

前任可以是一場災難、一次美好的回憶、一次警醒，不過我更願意把前任視作一本教科書、一位好老師。他／她教會了你如何去愛、享受被愛，以及成為更好的自己。

愛情裡的三觀一致

開頭先來個題解：愛情裡的「三觀」指的是世界觀、人生觀、價值觀嗎？反正我不是這樣定義三觀的。很簡單，因為它們太抽象了。

我當然知道世界觀是指人對事物的判斷與反應，是人們對世界的基本看法和觀點。可是請問，這個解釋放在愛情裡該如何實踐，又如何對愛情奏效？你總不能說，一方對整個世界持悲觀態度，另一方持樂觀態度，他倆就一定會分道揚鑣吧？

世界太大，命運無常，你怎麼知道自己何時會被一點芝麻小事撩動心弦、掀起波瀾、改變了看法，重新愛上或憎恨這個光怪陸離的大染缸？況且，把一個個微小的、獨立的「我們」放進「世界」、「時空」這些巨無霸中，又能產生多大的化學作用呢？只怕是以卵擊石吧？

愛情，是一件大事，因為它涉及人類中的每一位成員。但愛情也是一件小事，因為它太個體化、普世化。有時候，它平凡到幾乎只是落實吃喝拉撒、柴米油鹽。對每一個個體來講，我們的愛情與世界鮮少關聯，更多的是和世俗有關，帶著塵土煙火的味道。所以，當我們說愛情裡的三觀時，它不該是世界觀、人生觀、價值觀如此霧裡看花、水中望月的抽象概念。**愛情可以浪漫，但它的三觀應該實在**。所以，我是這樣理解愛情裡的三觀的：

◎第一，金錢觀

我曾說過這個世界上所有的關係，本質上都是財務關係，愛情當然也不例外，**不能談錢的愛情都會快速腐朽**。雖說「兩人有情，飲水也能飽」，但現實中無論多好的愛情，還是要解決穿衣吃飯等生活問題，如果金錢觀不合，再甜蜜的愛情也會碎一地。

我所謂的金錢觀，並非指一個人對金錢的看法，而是看他**對於「如何使用金錢」有什麼想法**。我曾寫過一篇被好多人按讚，也被好多人辱罵的文章〈有些錢真不能省，一省就很 Low〉（編按：上網輸入篇名即可閱讀本文）表達我對初次約會使用團購券的看法——是的，我略為鄙視這件事。

那篇文章的觀點是：對女生來說，初次約會是一件很有儀式感的事，不要求去吃多好的館子，但起碼在你付帳埋單的那一刻能爽快一點，不要拖拖拉拉、東摸西找。於是因為這樣一個觀點，我被罵慘了。

罵我的人有兩類：一類是嫌我不夠節儉，有優惠券不用，腦子有病；一類是嫌我做作，男生肯付帳已經很不錯了，還嘰嘰歪歪。我真是無力辯駁，因為無論我在文章裡表達得多清楚，我不喜歡用團購券僅限於「初次約會」這個場合，以及「男生請女生吃飯，女生可以回請男生看電影，不要占人家便宜」這些意思，和我金錢觀不同的人總是能神奇略過這類話，把「裝高貴」和「做作」這兩頂大帽子硬是扣給我。

所以，那些**分別堅信「今朝有酒今朝醉」和「深挖洞、廣積糧」的情侶一定不會長久**。愛情中，貧窮不可怕，可怕的是一方覺得應該用花膠煲湯，另一方卻覺得不就是碗湯嗎？為什麼不用番茄和雞蛋就好了？

◎第二，性愛觀

性於愛情就像鹽與飯菜，其重要性絕對值得在三觀中占一席之地。**你以為性是一件僅關乎肉體的事嗎？不，它反應的其實是人性。**

我可不是在唱高調，且聽我娓娓道來。有個朋友給我講過一個留學生的故事。某個女孩和男友談了一段時間後，覺得兩人不太合適，因為她隱隱覺得這個男生有點假，不是用真面目對她。但男友覺得她多想了，兩人還需要更近一步磨合，所以提出同居，女生也就答應了。

可是，同居後女生發現，原來自己過去的感覺是對的，這個男生真的極其虛偽，簡直就是雙面人。他一邊和女生說自己不心疼錢，一邊埋怨女孩吃肯德基全家桶太奢侈；他當面和自己最好的哥兒們把酒言歡，一轉頭就對女孩說這個人多糟糕。而這些虛偽反應在他自己床上的表現就是：明明不行，卻非要裝得很厲害。

性愛是一件需要兩人合作完成的事，但涉及合作就不可能完全順暢、絕對平等。此時，伴侶是否在乎你的感受、是否願意為你製造愉悅、是否尊重你的需求和要求，都能反映出這個人的品性，以及你在他心目中的分量。**很難想像，一個在床**

上只在乎自己、不管另一半的人能在現實生活中有多疼、多在乎你。

所以，床上見人品，不是沒有道理。

◎第三，學識觀

學識，既可以狹隘地指你在學校接受的正統教育、從小到大耳濡目染的家庭教育，也可以包含一個人擁有的世面、閱歷、見識。**學識觀這件事太重要了，它幾乎決定了兩個人能否聊得來、聊得久。**

我對學識匹配的看法比較固執：**學校和家庭教育差距太大的兩個人真的很難聊。**我並不是說學歷非得旗鼓相當不可，而是兩人所具備的對事物的看法、知識的儲備和見識是否可以相提並論。

如果你還記得美劇《宅男行不行》前幾季中，每次佩妮對那幾位天才講笑話時對方的反應，就會明白為什麼大家還是願意找學歷、見識匹配的伴侶——再優秀的小學生也很難和一名博士促膝長談吧（柯南和阿笠博士除外）。而且，現在人人不都希望另一半有趣、幽默嗎？這可不是講兩個冷笑話、說兩個相聲段子那麼簡單的事，它需要豐富的知識、廣博的見識，以及相當的智慧。**沒有人能隨隨便便就很有趣，背後都是大江大海的累積。**

我中學時期的好友在大學期間，被一位幾乎沒受過什麼教育，很早就出來打工補貼家用的農村小夥子追求。一開始好友肯定是不待見的，畢竟兩人從學歷到家庭背景都相差比較遠，好友雖不是富貴人家的孩子，但父母都是小學老師，自然也希望她能找一個門當戶對的伴侶。

可是男生對我這個好友實在是太體貼了，你能想到的愛情故事裡的浪漫情節他全都做過了一遍，偏偏好友也沒有戀愛經驗，最後終於被感動，答應交往。

沒多久好友畢業，剛好男友正打算創業做建材生意，好友拒絕了當地一家會計事務所的錄取通知，去幫男友的初創公司做財務。公司剛成立每個人都忙到快瘋了，她和男友所有的交集就是工作，兩年後公司步入正軌，兩人也順利結婚，婚後好友安心在家做主婦，此時，**她才發現自己和相處了近三年的伴侶除了談工作，真的沒什麼共同語言。**

好友喜歡陶藝，老公卻嘲笑她日子過得太舒服，才會把「水泥工」當興趣；好友喜歡去電影院看ＩＭＡＸ的震撼，老公覺得在家用電腦「低調線上看」就好；好友希望老公出去談生意時能穿得得體，為此還幫他精挑細選了西服、領帶，老公覺得完全沒必要，做建材的穿那麼好都是浪費。總之，**好友過的是雞同鴨講的婚姻生活，最後的結局自然是離婚**。我們在乎學歷、教育、見識的匹配是有道理的，因為這關乎愛情的長久與快樂。

提及愛情，每個人都可以有自己的定義，也都可以有自己的經營之道，只是我覺得，在愛情裡，如果金錢觀、性愛觀、學識觀這三觀不合，愛情就很難走得長久、美好。

選擇伴侶才不是什麼終身大事

一個好伴侶對自己的影響能有多大？講講兩個我身邊的故事吧。

阿靜是我的鄰居，兩家人自小熟識，我們一起長大，有過很多美好的回憶。她是那種特別開朗、正面的女生，確切來說甚至是種「稍嫌過頭」的積極。例如上學時，老師帶著近乎羞辱的口吻，當著全班批評她題目答錯了，一般的學生肯定會臉紅害臊，甚至難過得落淚，阿靜的反應卻完全不同。她會對著全班同學和老師說：「下次我會更細心一些。」然後附送一個大大的微笑。那畫面像極了日本青春電影裡元氣爆棚的開朗少女。

後來我去了外地上大學、工作、定居，和她斷了聯繫。聽說阿靜在本地讀完大學後留在老家，嫁給了高中同班同學磊。磊的成績不好，大專畢業後，家裡托關係讓磊進了國家企業做技術員。阿靜的父母一直反對這門婚事，磊是一個沒什麼上進心，平時下班就喜歡和一群朋友喝酒吹牛，對未來也沒太多想法，賺兩百就花兩百的人。父母不願意把女兒交給這樣的男人，實在是人之常情。無奈阿靜一往情深，做爸媽的拗不過也只能隨她。

三十出頭的老友忽然成了大媽

我再見到阿靜時，彼此已是「兒女忽成行」的年紀。某次休假回老家，我去蛋糕店拿給爸爸過生日訂好的蛋糕，與阿靜偶遇。她的變化讓我震驚。

明明也才三十出頭的阿靜，因為身材變形和眼角的皺紋，看上去已然是大媽氣質。自小相識的老友許久不見，自然有很多話要聊，可她三句話都離不開對自己老公的抱怨和這段婚姻的不幸。磊喝醉酒打了主管的親戚被開除，工作一直不穩定，家裡的經濟和照顧孩子的重擔，幾乎都是阿靜一人在扛。過去磊會對阿靜說很多甜言蜜語，現在說最多的話就是「別忘了下班回來給我帶兩瓶啤酒」。

「我也不是沒想過離婚。」阿靜說，「可是老公除了不上進、好吃懶做一些也沒什麼惡習，又不像別的家庭出軌、找小三，實在過不下去了。況且女兒才四歲，沒了爹日子更不好過，家裡總不能沒個男人。」

這實在讓人感嘆，**一個受過大學教育、芳齡三十出頭的女性，也能把家裡奶奶、母親那一輩常說的話講得如此熟練、自然。**

「唉，我這輩子就這樣了，為了女兒湊合著過吧。」這是阿靜的無奈之語。

「娶了她真是我的福氣。」

另一個故事是關於我大學同學輝的。

輝從小學習成績不好，初中畢業一直四處晃悠，沒個正經工作。家裡比他小的弟弟、妹妹都獨立、結婚生子了，只有他還是處在工作、感情都是三天打魚兩天晒網的狀態。在三十五歲時他遇到了敏——一個來自農村，沒受過太多教育，在商場做服裝營業員的女孩。

輝和敏兩人一見鍾情，但輝全家都不同意這樁婚事，雖然自己的兒子沒啥出息，但也不能找個村姑娶進門吧。最後，經過一年多的分分合合、吵吵鬧鬧，兩人最終有情人終成眷屬，雖然並沒有得到父母的祝福。

敏有服裝銷售的經驗，一直想租個攤位當老闆，所以就拿出自己的積蓄，以及向親戚朋友借來的錢總共五萬元做起了小生意。她負責銷售，輝負責每天去批發市場拿貨和淘寶線上開店，雖然辛苦，但夫妻倆齊心合力生意很不錯。

沒結婚前的輝經常拿著公事包假裝去上班，實則四處閒逛，眼高手低瞧不上很多工作，每天口袋裡的錢不超過一百元；結婚後的他踏踏實實和老婆過日子、賺錢、存款，三年的時間就付了新房子的頭期款，有了自己的小窩。輝經常說的一句話是：「娶了敏真是我的福氣。」

找錯伴侶毀終身？現在不流行了

這兩個故事就發生在我身邊，似乎不約而同地驗證了一件事：人生伴侶的選擇茲事體大。的確，從小到大我沒少聽父母、老一輩人說「婚姻是一輩子的大事」、

「男怕入錯行，女怕嫁錯郎」，所以一直有種**「找錯伴侶毀終身」**的恐懼感，而周圍發生的故事也一再印證了這些說法。

因為結識好的伴侶而擁有一段美好的婚姻關係，的確對人生意義重大。美國維克森林大學的社會學專家及研究員羅賓．西蒙說：**「就連生病的時候，已婚人士都比未婚人士恢復得快些。」**

如果我們把婚姻看作一個經濟共同體，而各自的伴侶就是新建立的家庭的合夥人。雙方從此在各個意義上都被捆綁在了一起，「家庭」這間公司能否發展壯大、讓自己受益，幾乎有賴於相互選擇的合夥人是否優秀。所以說選擇人生伴侶是終身大事一點也不為過。但時代畢竟不同了，**這是「大事」沒錯，但加上「終身」二字有點言過其實。**

過去人的壽命有多長？五十歲就算長壽了，找個伴侶就算不滿意，也是新三年舊三年、吵吵鬧鬧又三年，一輩子突然就到頭了。而現在，人們的壽命基本落在八十～九十歲，就算你三十歲結婚，「終身」的年限也從過去的二十年，變成了五十～六十年。這麼漫長的歲月，身邊跟著一個不合拍的伴侶，還真是不好將就。

而對於害怕嫁錯郎的女性而言，過去是沒男人真活不了，現在完全不同了。今天，隨著女性經濟獨立、社會地位提高，過去基於社會背景所產出的依附與被依附的關係，已經有很大改善。很多女性已不再需要透過婚姻這種合夥關係，來找一個男人讓自己依靠。現代女性已經可以養活自己、家人和孩子。**過去所謂的終身大事，多少帶著「嫁雞隨雞，嫁狗隨狗」的宿命論，但現在一切都鬆綁了。**因此曾經的「終身大事」，在現代社會裡有了更多重新選擇的機會和權利。

我們要承認的是，伴侶選不好，的確會對自己造成很大的傷害，有些影響甚至是一輩子的，但也真的沒必要把「選到差伴侶」和「誤終身」畫上等號，因為我們的終身大事其實有很多，不該只局限在選擇伴侶、結婚上。例如：

◎終身大事一，讓自己盡可能多處於好的狀態

我是這樣定義「好狀態」的：**盡量讓生活維持在上揚的趨勢**。無論是物質充盈，還是在遭遇困難和問題時，以積極的心態面對。我們應該讓生活少一些頹喪，日子必須迂迴上升才有意義。

◎終身大事二，好好工作、努力賺錢

過去我們之所以把選擇伴侶看作終身大事，絕大多數是和安全感這件事有關。男方覺得沒有女方照顧家庭和自己是不安全的；女方覺得沒有男方賺錢養家糊口是不安全的。**其實，安全感自己給最可靠**。最顯而易見的安全感是物質上的不貧瘠，所以當你沒有更好的辦法讓自己安心時，不妨用好好工作、多多賺錢換取安全感。

◎終身大事三，多保持一些理性

「跟著感覺走」是一件美好卻危險的事。不是說感性就一定不好，但**只會感情用事的人最幼稚**，你會把生活變得凌亂如麻（但已經毫無理性、意識不到這一點的人除外）。在做選擇或決定時，最好的狀態是先用理性思考一番，然後在這個基礎上再決定是要理性對待，還是跟著感覺走，以減少自己後悔和犯錯的機率。

◎終身大事四，最美的感情不是只有愛情，你還有親人和朋友

不知道「重色輕友」是不是只發生在人類身上？陷入美妙甜蜜的愛情沒有錯，

但一直沉淪其中是有問題的。人類到底是從群居動物演化而來，而愛情的容納範圍只有兩個人，愛情會帶給你甜蜜，但同時也會對你有所禁錮。所以，**任何時候都多留一些空間和時間給親情、友情，至少要比你認為的再多留二〇%。**

不想遇到爛對象，先讀六大須知

需要注意的是，即使伴侶選差了還不至於致命（恐怖情人除外），但在進行選擇時，還是得有一些底線和標準以避免自己真的遇到差勁的伴侶。在我看來，下列六個項目是擇偶時應該慎重考慮的：

第一，不能有惡習。一些明顯的惡習不能有，例如家暴、出軌、好賭、酗酒；還有一些隱性的惡習也要當心，例如：過於虛榮、懶惰、消極負面，喜歡推卸責任、刻薄、損人利己等。

第二，彼此至少在某一方面有共通點。朝夕相對一生，雙方如果沒有共通點，關係真的很難維持。所謂的共通點可以是愛好、性格、習慣，或者不怎麼費力就能彼此適應的三觀（但說有彼此完全密合的三觀我也不太相信就是了）。

第三，懂得欣賞。一個人的優秀與美好除了自身努力之外，還需要有人能看到、懂得欣賞。如果在伴侶眼裡你平淡無奇，他看不到你的可取之處，這份感情就難以牢靠。我很認同美劇《摩登家庭》裡的一句話：「這就是婚姻的可笑之處，你愛上了一個優秀的人，但隨著時間推移，卻只能看到對方的平凡。」多真實也多可惜啊。

第四，明白性生活的重要。我曾看過一則報導，日本結婚五年以上的夫妻，有六〇%幾乎不再有性生活。這個數據如果屬實，也真夠可怕。我始終相信，也許和諧的肉體未必有和諧的靈魂，但一段和諧的關係一定是靈肉契合。

第五，經濟、學識、閱歷方面的差異不要過大。以前覺得真愛無敵，門當戶對什麼的都太勢利。長大後才明白，門當戶對的伴侶未必幸福，但門不當戶不對的伴侶真的很難幸福。相愛是一段長久的旅途，**賀爾蒙帶來的激情褪去後，只有各方面——未必單指經濟——的匹配才能撐得起共同的生活。**

第六，能有話說，也能安於沉默。德國哲人尼采曾說：「婚姻生活猶如長期的對話——當你要邁進婚姻生活時，一定要先這樣反問自己——你是否能和這位女子在白頭偕老時，仍能談笑風生？**婚姻生活的其餘一切，都是短暫的，在一起的大部分時光，都是在對話中度過。**」可見，在一段關係中能聊得來有多重要。

一對伴侶能夠聊得來，至少證明了兩件事：彼此有共同感興趣的事情能夠交流；雙方並沒有隨著時間流逝而減弱彼此的熱情。但好的伴侶不僅能聊得來，也能在該沉默的時候自在地無言以對。**再好的關係也有需要獨處的時候**，所以，當我不想說話時，希望你能理解我並非冷落了這段關係，而是你能夠理解作為一個獨立體，我需要個人的空間。

總而言之，大家不妨試著把選擇人生伴侶，看作選擇去哪家餐館招待貴客，穿什麼衣服去見重要的人——你得慎重、思慮周詳，但又不到決定全局成敗的程度。

每一個愛你的人，都是行動派

你認為愛是什麼？是無怨無悔地犧牲奉獻？一位懂你的靈魂伴侶？兩個結合在一起但又保持各自獨立的人？還是簡單粗暴點，一個暖床的夥伴、一個陪你生孩子的人？每個人都對愛有自己的見解，**對我這個務實的人來說，愛就是行動**。愛，應該是做出來的（別想歪）！一個愛你的人，至少應該在下列三方面為你有所行動：

◎精神方面

在愛情裡，肉體很重要嗎？太重要了！沒有性生活，漫漫長夜怎麼度過呢？但如果只有這點追求，充氣娃娃們早就稱霸全世界了吧。陪在你身邊的那個人，如果彼此沒有精神默契和交流，別說七年之癢了，新鮮勁兒一過，大概七週就想各奔東西了。所以，在愛情裡，精神方面更需要呵護。

那麼，什麼叫「精神默契和交流」？說穿了就是你倆有多少共同語言、能不能聊得來。一個不愛你的人，在發現沒有共同語言後，要嘛會把你定義成一個無趣的人，要嘛會說你們是兩個世界的人，然後拍拍屁股走人。但**一個愛你的人一定會想辦法「創造」有趣和共鳴，讓你們在精神上也同步**。

胖哥是我家樓上的鄰居，兩家有近二十年的交情了。他媽媽碰到我媽媽聊三句話就能拐到胖哥的婚姻大事上來。例如，我陪我媽去買菜，她看見了就說真好，啥時候我也能有個兒媳婦陪我去買菜；我爸媽來上海看我和老公，她會說真好，啥時候我也能有機會去南京看我兒子和兒媳婦，而不是只看我兒子一個人。

胖哥三十歲的時候還是單身。他的專業是天體物理研究。別問我那是什麼，大概就是在國家科學院裡觀測宇宙吧。有一次我腦子抽風，問胖哥天體物理是什麼。胖哥興致盎然地跟我講什麼星際物質、紅移、大爆炸模型。我聽他說第三句話的時候腦子就自動關閉了。從此之後，我對胖哥至今三十歲還是單身一點都不感到意外了：**研究宇宙的人，應該都不太會說人話吧**。

去年出國前我回了趟老家，聽我媽說胖哥結婚了，老婆是中學英語教師。什麼？一個天體物理，一個英語專業，這簡直就是南極和北極啊。誰知道宇宙到底是動用了何等力量，才讓他倆走到一起的？

抱著一顆八卦心，我去拜訪了這對新婚夫婦。我到他們家的時候，夫妻倆正在看BBC的一部關於宇宙大爆炸的紀錄片，老婆拉著胖哥問東問西，就像個新出生的嬰兒對世界充滿了真誠的好奇；胖哥呢，則是滿臉幸福地傳道授業解惑。趁他老婆去廚房切水果時，我調侃胖哥：「你真行啊，成功點燃了嫂子熱愛科學的熱情。」胖哥一臉無辜地說：「沒有啊，是她自己感興趣，找了好多這方面的資料問我，我就給她上點科普課囉。不過，你嫂子真行，她一個學文的人，我倆閒聊居然也能談談暗物質和暗能量了。」

我深怕他繼續給我科普宇宙，發現胖哥手邊放著英文版的《紅樓夢》，就趕緊轉移話題，指著那本書說：「嫂子真是能文能理，智慧超群啊。」胖哥又說：「不是呀，這書是我在看的，她很喜歡《紅樓夢》，尤其是漢學家大衛．霍克思這個版本，所以我找來讀讀。」

那一刻我瞬間秒懂，**你若真的愛一個人，自然願意去涉足他的精神領域，為他**

嘗試新知識、為他舞文弄墨，讓自己曾經的那片荒蕪之地變得花團錦簇。所謂的情投意合，就是願意為了和你愛的那個人在精神上門當戶對而努力。

◎細節方面

都說細節見人品，其實細節更能見真愛。因為你在乎一個人，所以恨不得把他的每個角度都看進眼裡、裝入心裡。

傑利是我大學同學小婉的老公。他雖然叫傑利，但一點都不像《湯姆貓與傑利鼠》裡頭那隻那隻萌萌的小老鼠，而是一個能光著膀子、用牙齒咬開啤酒瓶蓋，然後蹲在路邊吃串燒的東北大老爺們兒。小婉呢，是講一口吳儂軟語，彈得一手好琵琶的蘇州妹子。對他倆這種神奇的組合，我們也是百思不得其解。

後來小婉生完孩子坐月子，我們去家裡看她。傑利看起來還是那麼大老粗的模樣，於是幾個女生就八卦，問小婉當初為何不就近找個南方老公，多會疼人啊。小婉帶著一臉「什麼？」的驚訝，然後慢條斯理地說：

「不會啊，我覺得北方男人既陽剛又細心呢。你們看到了嗎，我家的床頭櫃、茶几、飯桌、化妝檯上隨時都會放著一瓶礦泉水，因為我很容易口渴又經常懶得喝，所以傑利就在這些地方都放了一瓶水，方便我想喝時就隨時拿得到；我們家洗手間的馬桶墊，傑利用完後都會放下來，方便我使用呢。我喜歡的零食、愛喝的飲料、最愛的衣服，傑利永遠都會放在冰箱和衣櫃裡最好拿、最顯眼的地方；還有，每次坐電梯，開門時傑利都會站在比我靠前一點的地方，用手擋在我身前，就是怕有人從裡面出來急急慌慌撞到我。」

好了，讀到這裡我想大家應該也都明白了。最後我還想補充一點，霸道總裁的壁咚強吻能讓人心動一時，**願意為你做好每一件小事的男人不僅能讓你心動，還能讓你死心塌地到下輩子啊！**

◎未來方面

如果你的另一半把大部分精力都放在了打電動或買買買上，你還會相信你們的愛情有未來嗎？至少我是很難相信的。因為真正的愛情不僅是貪圖一時之樂，更要「但願人長久」，而長久的未來則需要雙方一起努力。

我最受不了那種嘴上說著「親愛的，我要讓你成為世界上最幸福的人」，然後你問他對未來有什麼打算時，他一臉懵懂地憋了半天，結果丟給你一句「走一步算一步，反正計畫永遠趕不上變化」的傢伙了。

如果你的另一半就是希望你貌美如花，那你就去健身房揮汗如雨啊。

如果你的另一半就是希望提高生活品質，那你就去努力賺錢啊。

如果你的另一半就是個吃貨，那你就陪他一起胖個二十公斤啊。

其實，我們並不是要求另一半在未來一定要美成林志玲，或是非得成為千萬富翁不可，重點在於，**如果你不立下一些美好的目標，就不會有為之奮鬥的行動，**那請問未來在哪裡？如果做這些讓你覺得委屈、喪失了自我，那別說你們之間是真愛。**在未來的藍圖裡，你的另一半有多重的戲份，你就有多少動力願意為他努力。**

我已經過了能被一句「愛是一種感覺」打動的年紀，畢竟那麼完美的女主角和青春校園劇的設定，我不好意思頂著自己這張老臉再說出來了，況且完美女主角身邊的完美男主角，以及青春校園劇裡的校草，都常常有拉著對方私奔的舉動呢。可見，行動才是愛的真理！我們彼此相愛，付出行動才能深愛！

愛就是「你要盲目支持我」？

很多知性、成熟、優秀的女性，內心都曾有過這樣一個蠻橫的想法：另一半不必踩著七色雲彩來接我，**他只要能確保一輩子不管我有多荒謬，都盲目支持我就夠了！**其實男性也一樣。他們喜歡找溫柔、善解人意的另一半來寵著、慣著自己。

作為一個尚且算得上有些上進心的女子，我的確想在各方面把自己打造得越來越好。生活上，成為一個作息規律、不自毀前程的人；金錢上，能夠有能力得到、更有能力享受；接人待物上，要靈活對待、要少些計較、要有底線；處事方式上，能夠用理性處理的，盡量少動用感性的那一面。

一切都可以往更好的方向去努力，唯獨在愛情上，無論你多講道理、善解人意、幫夫運多強，**內心的小角落裡，還是會希望另一半對自己的愛可以更盲目、寵溺些**。這與學識、教養無關，純粹是植入女生基因的那部分荒謬心思在作祟。

盲目支持才是正義？這有原因的

我有一位認識了十多年的摯友，坦白講她是個挺做作的女生，不是「小作怡情」的那種做作，而是作天作地作死人的那種超級做作。例如，她和男友去吃上海一家有名的館子，男友提前下班排了兩小時的隊，因為一道菜不合胃口，她就要放棄整桌菜，而去另覓一家餐廳，真正做到了吃飯五分鐘、排隊兩小時，完全不顧及男友的辛苦。再例如，她自己是那種十指不沾陽春水（從不下廚）的人，男友出去買菜，不小心把她常吃的胡蘿蔔買成了非有機時，她會發火半小時。

我們這個小圈子的朋友都知道她做作，但架不住她那位願意把她寵上天的男朋友。可即使這位男友算得上是當今世上稀有的「三從四德型」暖男，當摯友因為自己的錯誤和同事發生衝突，男友第一時間送上的不是安撫和陪罵，而是分析道理時，我們這群人仍情不自禁將之視作人民公害，共同討伐。

明明是女友的錯，但到了女生這裡，是非對錯根本不重要。因為**在女生的愛情觀裡，當我們有情緒時，是非可以打折、邏輯可以轉彎，盲目支持即正義！**

女生沒有比男生不理性，只是習慣優先處理情緒

各位先別著急教育我們，追求如此荒唐之事，當然是有原因的。

首先，**女生喜歡聰明的男生，但絕對不會喜歡自以為聰明的男生**，很不幸，好多男生在愛情裡都是後者。

你高學歷，我學歷也不低；你在大城市拚搏，我也是北上廣奮鬥的一員；你是上進好青年，我也是追求進步的人才；我們在學識、見識、經歷等很多方面都不相上下，你為什麼覺得你講的那些大道理我就不知道呢？

女生從來都不是不知道那些道理，只是不想在當下面對，因為我們更在意的是把情緒發洩出來，而不是像大部分男生那樣憋成內傷。我們的反省和理性出現在情緒恢復之後，所以**先讓我們吼出來很重要**。

兩性關係中的很多爭吵，往往發端於男女看問題的角度不同。**男性更喜歡從公平的角度去審視一件事，而女性傾向於從個人喜好去看待人和事**。所以建議那些喜歡一上場就講道理的男同胞們，下次開口阻止另一半發飆前，不妨在腦海裡想想，

如果你升遷時被人超車了是什麼滋味，然後帶著這樣的心情易位思考，你就能更深刻地理解，為什麼你的另一半那麼無理取鬧和毒舌了。

那麼，寵溺的底線在哪裡？

除了自以為是的聰明很討人厭之外，還有一個很重要的原因是，**大部分人都喜歡傾訴多於傾聽，女生更不例外。**

為什麼市面上每本成功勵志書裡，都在告訴大家傾聽的重要性、如何做一個好的傾聽者？因為喜歡訴說的人太多，聽眾卻太少。更別說**當一個人情緒失控時，他的耳朵一定是聾的**。所以，女生聽不進去那些所謂的道理，只是遵從了人類的本性。男人啊，請不要秀智商、秀口才了，帶著耳朵好好聽另一半抱怨，陪她一起把情緒發洩出來才是重點。

女生希望獲得另一半盲目支持，就像男生希望自己無論多低潮，另一半都能不離不棄一樣。如果這個時候你的女朋友跳出來，給沮喪的你講一堂如何迅速讓自己振作起來、如何迅速大富大貴的勵志課程，你應該也不會覺得她有多善解人意吧？

什麼是靈魂伴侶？就是身邊的那個人剛好懂得什麼是同理心。當然，對於女生而言，寵溺值得有，但也應該是有底線的，畢竟我們是理性的人類，不是別人養來逗樂的寵物。在我看來，被寵溺的底線應該有兩方面：

首先，**在廣度上，大的原則和三觀不能出錯**。一些普世價值的東西我們還是要遵守。例如，你不能觸犯了法律還埋怨男友不幫你背黑鍋，這個時候早早投案自首，爭取寬大處理才是最好的出路；例如，要懂得投桃報李去回饋另一半的寵愛，用他喜歡的以及你能接受的方式讓彼此都覺得開心；再例如，不要輕易去試探人性的底線，或隨意傷害另一半在乎的人與事。

其次，**在長度上，寵溺應該是有時間限度的**。作為同類，我也實在討厭那種索求無度的女生。你生氣、不爽、受委屈，男友當然有責任哄你、逗你，但也請見好就收、適可而止。且不說對方是否疲倦，自己不放過自己，難道不會覺得累嗎？

女生從幼稚變成熟的最大一項進步，就是自我修復功能變強，否則總是依靠別人來治癒自己，那是嬰兒才有的行為。在這方面不妨彼此做個約定。例如，任何事即使是你的錯，先讓另一半擔待著你、寵你、勸你、逗你、哄你、向你認錯都可以，但時間不要超過二十分鐘，或次數不要超過三次。如果超過約定的次數你還沒有恢復理性，就不能再要求另一半對你盲從下去。

把要任性這件事數據化，彼此就可以商量；一旦形成約定，就要好好遵守。這個方法的好用之處在於，**設置了底線，又給了空間**。

總之，兩個人最舒服的相處就是：不用理性去對待對方，但彼此又都有理性保留給對方。

前任的婚禮要不要參加？

不少人都認為「前任即禍害」，因為你不知道他在哪個時刻，會突然給你平靜的生活掀起一次波瀾，讓你原本歲月靜好的內心瞬間陷入恐慌。當然，最近被撩動心弦的是我的讀者朋友小梵，她留言向我求救：她的前男友要結婚了，發來請帖邀請她去參加婚禮。

兩年前他們分手，都是遠距離戀愛惹的禍。分手的結局不太完美，當時前男友盛怒之下還把她推倒在地。雖然事後男的一直道歉還買了禮物賠罪，但這件事終歸讓小梵對過去那個斯斯文文的男友有了不一樣的看法。

分手後的這兩年，兩個人依舊在不同的城市各自生活，唯一的交集就是過年時，彼此傳一則群組訊息問候一下，除此之外再無其他。小梵不知道已經幾乎算是陌生人的前男友為何邀請她參加婚禮。摸著自己的良心說，她是不想去的，畢竟已經沒感情了，還要舟車勞頓跑去另一座城市，沒這個必要。可是不去，或者就算是禮到人不到，她又覺得對方也許會認為她小氣、還沒有對這份感情釋懷。糾結了三天，小梵依舊沒有下定決心。

分手即陌路才是正確解

如何看待前任？我一直秉持著「分手即陌路」這個原則。倒不是我曾經深受前任毒害，所以藏了一肚子仇恨。大家都是俗套般地相戀又分手，我自認臉皮還算不薄，內心也算強大，所以早就斬斷了對前任的那些三回九曲的心思。之所以抱有這種決絕的態度，**是因為我喜歡一切純粹的關係**。例如，父母就是要親生的，不要讓我在幾十年後才恍然大悟，然後歷盡艱辛地去尋父找母；朋友就是要三觀合拍談得來，不能點過幾次頭，說過幾次你好就能稱兄道弟；愛人就是要你情我願、不離不棄，不要各懷鬼胎、自稱有各種身不由己（我才不在乎）；同事就是要在商言商、因利而聚，不要有太多帶感情的成分或道德綁票。

基於這些觀念，加上前任與生俱來的複雜性和蠱惑性，我喜歡用前任即陌路這種簡單粗暴的方式來看待此種關係。**無論如何，我是一定不會參加一位「陌生人」的婚禮的。**原因有三：

第一，無論你曾是多好的現任，都恕我無法祝福已變為前任的你。說我小心眼兒也好、三觀扭曲也罷，婚禮是一個需要祝福的活動，我又不是聖母瑪利亞，為什麼要去祝福一位陌生人呢？

能成為彼此的前任，無非是經歷了他找你分手、你找他分手、你倆相互想分手這三種情況。他找你分手，理由歸納起來不外乎這麼幾條：要嘛是有了新歡；要嘛是覺得你不夠適合；要嘛是因為各種客觀條件干擾愛不下去了。**一個當初覺得我不夠好、不夠值得去愛，沒有勇氣牽手共度餘生的人，我為什麼要去祝福他呢？**你找他分手，更一目了然了，當初就沒看上他，現在跑去湊熱鬧，是為了看他進化了多少嗎？至於你倆都想分手，那就更沒必要見了，**當初都看彼此不順眼，何苦現在還要多看對方兩眼呢？**

所以，即使當初愛得死去活來，分手哭得難捨難分，彼此有情有義也好聚好散，一個事實是：沒有血緣關係的兩個人，當曾經維繫你們在一起的愛情消失了，**對彼此最大的尊重就是各自重回正軌，互不打擾。**

就像那句流傳很廣的話：謝謝你曾給我笑容和淚水，我對你有過深情愛意和滿心祝福，只是它們都屬於過去那個時空。至於現在我的祝福，它是留給現在我愛的人和愛我的人的，實在沒有餘額供他人消費。

久別重逢的戀人，多半以驚嚇開場居多

第二，如果去了，我該如何和你打招呼？大家言情電視劇看多了，重逢的畫面都是感人不已、催人淚下。而真實的場面其實是，當你隔了好多年再見到前任時，一定是以驚嚇開始居多——這麼多年不見，你怎麼變得這麼肥了？這麼多年不見，你怎麼禿了？這麼多年不見，你臉上怎麼有這麼多皺紋？

相逢總是不痛不癢、出乎意料，未必有我們想的驚心動魄、盡如人意。

你出席了前任的婚禮，抱著不服輸的心態把自己打扮得光鮮亮麗。到現場才發

現他們才是天作之合，是全場的主角，曾經對你寫滿深情和愛意的雙眼，此時正一刻不離地盯著他牽手的那個人。而**你精心打造的那點光芒，在這個場合更因為不合時宜而顯得如此多餘**。

你出席了前任的婚禮，以為往事隨風，自己早已心若磐石、不掀波瀾。當你看著他們緊張卻又執著地念著誓詞，為彼此戴上婚戒，然後擁抱、親吻時，你難免動容，想到曾經他也和你說過類似的情話；你們也買過便宜的對戒戴在彼此手上，期待一生一世；那個懷抱也曾溫暖、安慰過你；那張溫潤的脣曾因為第一次吻你而顫抖不止，讓你回味許久……但為什麼現在站在臺上的不是你們？

你出席了前任的婚禮，以為會有一些情愫和滋味縈繞在心頭。感人的《結婚進行曲》響起，編成心形的鮮花散發著幽香，新人眼中的那個他熠熠生輝。看到他們執子之手時，好多人情不自禁地流下了眼淚。只有你，對這一切無動於衷。**你以為自己會有什麼收穫，唯一的反應卻只有無感和冷眼。參加個婚禮搞得不喜不悲，猶如遁入空門，自己這是幹嘛來了？**

所以，無論你盤算著用什麼樣的心態、戴什麼樣的面具去參加前任婚禮，現實一定會讓你與自己預期的表現產生差距。不見倒好，省得折騰自己那份平常心了。

現任的感受呢？請你多少有點自覺好嗎？

第三，分了手後兩造相會，親愛的現任會怎麼想？如果你告訴現任，我要去參加前任的婚禮，他是否會介意呢？他的答案若是豁達的「不介意，你去吧」，那我真想在當下就把他變成前任。什麼是現任？**現任就是對很多人、很多事都可以不在乎、不計較，但必須對我情感的旁枝末節小肚雞腸、斤斤計較的那個人。**簡單來說，現任必須介意你與前任的一切關聯這才正常。反過來說吧，你為什麼一定要和前任變成老友、變成純潔的男／女朋友？又不是沒有其他人可以做朋友了。所以，**在你糾結要不要去參加前任的婚禮時，最先考慮的應該是現任的感受。**

至於前任的現任，你是不是也該顧及一下對方見到你的感受？雖然從某種意義上來說你們算是陌生人，但即使不祝福對方，也不該隨便給陌生人找麻煩吧。我之前參加過同事的一次婚禮，男方不知出於何意，居然沒提前打招呼，就請了兩位前任到場。雖然我同事和她們之前沒有過交集，但從社群軟體、前任手機的照片裡都知道彼此的存在。敬酒時，那場面冷得好像婚禮辦在了南極。

都說三個女人一臺戲，只是她們演的是一場默劇。三人相見面紅耳赤，言不由衷地祝福著、微笑著。敬完酒後，我那位當新娘的同事直接被氣哭了，有種被自己老公羞辱的感覺。辦場婚禮本來就又累又煩人，**我猜她當時差點恨不得立即把結婚變離婚**。

西藏著名詩人倉央嘉措曾說：「第一最好是不相見，如此便可不至相戀。第二最好是不相知，如此便可不用相思。」不論你對前任是餘情未了還是心如止水，**一別兩寬，各生歡喜，應該是你們對彼此最有分寸的祝福了。**

心靈方舟 4014

焦慮也沒關係！
與焦慮和平共存的生活法則

作　　者　思小妞
封面設計　Chi-Yun Huang
內頁設計　王信中
主　　編　林明月
特約編輯　一起來合作
行銷經理　王思婕

讀書共和國出版集團
社長　郭重興
發行人兼出版總監　曾大福
業務平臺總經理　李雪麗
業務平臺副總經理　李復民
實體通路經理　林詩富
網路暨海外通路協理　張鑫峰
特販通路協理　陳綺瑩
印務　黃禮賢、李孟儒

出 版 者　方舟文化 / 遠足文化事業股份有限公司
發　　行　遠足文化事業股份有限公司
231 新北市新店區民權路 108-2 號 9 樓
電話：（02）2218-1417　傳真：（02）8667-1851
劃撥帳號：19504465　戶名：遠足文化事業股份有限公司
客服專線　0800-221-029
E-MAIL　service@bookrep.com.tw
網　　站　www.bookrep.com.tw
印　　製　通南彩印股份有限公司　電話：（02）2221-3532
法律顧問　華洋法律事務所　蘇文生律師
定　　價　380 元
初版一刷　2018 年 9 月
二版一刷　2019 年 10 月
二版五刷　2022 年 4 月

國家圖書館出版品預行編目（CIP）資料

焦慮也沒關係：與焦慮和平共存的生活法則 / 思小妞著；-- 二版 -- 新北市：方舟文化出版：遠足文化發行, 2019.10
320 面；14.8×21 公分 --（心靈方舟：0AHT4014）
ISBN 978-986-97936-7-4（平裝）
1. 焦慮症 2. 通俗作品

415.992　108015540

方舟文化官方網站　方舟文化讀者回函

（初版書名：請把焦慮當愛人——焦慮擺脫不了，但總能讓你變得更好）